离心 最近的是 乳房

Straight
from the Heart

Letters from
Survivors of
Breast Cancer

[美]艾娜·雅洛夫

编著

吴迪

译

新 星 出 版 社　NEW STAR PRESS

献给埃丝特、琼和佩吉——正是她们的勇气一直激励着我；也献给莱斯利。

当你身陷囹圄，一切都在与你作对，你似乎连一分钟也坚持不下去了。千万不要放弃，因为这就是即将出现转折的地点和时间。

——哈丽叶特·比切·斯托

我相信，在若干年之后，当乳腺癌被人类彻底克服，我们这些还来不及预防或治愈这种疾病而且人数越来越多的患者，将会在某种医学期刊或历史书中，以一种并不显眼的方式被简短提及。所以，我现在很高兴能发言……

——多萝西·尼哈特

前　言

乳腺癌不同于以病症或病痛为开端的许多癌症和其他严重的疾病。大多数女性在被诊断出患有乳腺癌时，身体感觉依旧良好。她们在乳房X光检查中发现了肿瘤，或者摸到了无痛的肿块。诊断结果往往使她们措手不及，大感震惊。

我们都对乳腺癌了解甚多，但又知之甚少。

在美国，每年有超过18万例乳腺癌新病例[1]，所以我们每个人都很有可能认识，也许是熟悉某位患有乳腺癌的人。它是我们都听说过、读到过的疾病。经常会有人在杂志、报纸和电视上讨论这种疾病。如今，乳腺癌的诊断结果获得了更多的曝光，许多知名女性都在谈论自己身患乳腺癌的经历。它是人们再熟悉不过的敌人。当女性第一次听到自己被诊断为乳腺癌时，所有关于此癌的信息和对此的开放态度，都应该帮助她去面对即

1　这是本书成书时（1996年）的数据，根据美国癌症协会（American Cancer Society）估算，2022年美国浸润性乳腺癌的新病例将有287850例。（译注，下同）

将发生的事情。但是，事实果真如此吗？

　　不幸的是，我们自认为知道的东西，很多都是错误的。我们记得那些最具有戏剧性和最为悲惨的故事，其中大多数的结局并不愉快。我们也记得那些关于手术、放疗和化疗的恐怖故事。我们还记得那些因乳腺癌而死的女性。几年前，我们对接受马萨诸塞综合医院的综合乳房健康中心和医院初级保健办公室治疗的女性进行了调查，试图更多地了解女性对乳腺癌的认识。结果，她们给出的答案令人惊讶。女性高估了她们罹患乳腺癌的平均风险，达到真实风险的两倍以上（一生中罹患乳腺癌的概率实际上是10%—12%）。更令人震惊的是，许多女性甚至将自己患病的风险过分高估，超过实际风险的十至二十倍。几乎没有人会低估她的患癌风险。看来，我们平时听到的事情，使我们对风险（或许还有对乳腺癌）产生了不切实际的预估。

　　了解有关乳腺癌的真相，可以帮助我们以一种建设性的方式来对待诊断、治疗和康复。以下是一些关于乳腺癌的事实：大多数罹患乳腺癌的女性不会死于乳腺癌。在早期诊断出乳腺癌的女性，如果乳房X光检查中没有发现明显的肿块，之后十年的生存率为95%。借助如今研制出的止吐药物，大多数需要化疗的女性，在治疗过程几乎不会出现恶心、呕吐的状况。不管你有多少个阳性淋巴结，都有一些和你情况相似的女性，现在依旧好好地活着，而且在治疗之后的五年、十年甚至更长的时间也是如此。

如果你被诊断患有乳腺癌，请以一种适合自己的方式，了解自己所面临的情况和拥有的选择。你可能会发现，最好的方法是与医治你的医生和护士进行讨论。又或者，你可能希望通过书籍、视频或互联网等其他渠道获取信息，对此进行补充。请记住，一个人不可能在一夜之间成为专家。如果你要进行自己的研究，请与你的医生和护士讨论你所学到的东西，以确保你是在以正确的眼光看待事物。你所阅读和领会的内容，可能大部分都不适用于你和你的肿瘤。

尽管了解有关乳腺癌及其治疗的事实很重要，但仅仅知道医学事实还不够。我们真正想知道的是，即将到来的治疗到底是怎样的一种体验？手术后、化疗或放疗期间的真实感觉如何？家人、家庭和日常工作必须做出哪些改变？在所有事情都发生之后，如何才能恢复"正常"生活呢？这些问题的答案，只能来自那些不得不亲自面对乳腺癌的女性。

在这本精彩的书中，从乳腺癌中幸存下来的女性患者们自愿讲述了自己的故事。她们直面了乳腺癌。通过分享自己的经历，她们向我们展示了确诊为乳腺癌之后，该如何熬过随之而来的治疗、挑战和恐惧。她们向我们展示了活下来甚至是过上美好生活的可能。她们期望照料病患的人们能够给予病人更大的同情心，并且寻求更好的治疗方法，及早发现并最终预防这种疾病。

马萨诸塞综合医院综合乳房健康中心主任
医学兼哲学博士芭芭拉·L. 史密斯

介　绍

　　直至最近，人们才做到了公开谈论乳腺癌。在这之前的很多年里，女性患者一直把肉体的疤痕隐藏在衬垫式胸罩之后，也从不轻易将心灵的创伤显露出来。如果在她熟识的人当中，没有人有过患乳腺癌的经历，那她就只能独自咬牙硬挺过去。然而，并不是所有人都这么坚强。

　　如今，乳腺癌已成为公众关注的焦点。当初捅破这层"窗户纸"的功臣，无疑是贝蒂·福特和哈皮·洛克菲勒[1]。这两位本就广受瞩目的女性曾公开表示，乳腺癌与其他疾病并没有本质的区别。在她们自愿公开讨论这一疾病之后，又有不少知名女性加入了这一阵营，例如南希·里根、埃尔玛·庞克、席莉·邓普尔、格洛丽亚·斯坦内姆、琳达·埃勒贝和奥利维

---

[1]　1974年，美国时任"第一夫人"贝蒂·福特（1918—2011年）因确诊乳腺癌而接受了乳房切除手术。福特手术后几周，时任美国副总统纳尔逊·洛克菲勒的妻子哈皮·洛克菲勒（1926—2015年）也接受了乳房切除手术。二人对病情和治疗情况的公开提高了美国民众对乳腺癌这种疾病的认识。

亚·牛顿 – 约翰 [1]。这样的例子不胜枚举。

　　虽然上一代的乳腺癌患者不必再背负这种疾病的"污名"，但是这一代的乳腺癌幸存者及其亲友，依旧亟须资金来对抗病魔并找到治愈之法。如今，乳腺癌患者支持团体不仅会在美国国会大楼前集会，以此为患者争取稀缺的医学研究经费，也会聚集在美国各州乡村草坪上，让当地政客听到她们的诉求。在20世纪70年代初，当贝蒂·福特和哈皮·洛克菲勒公开谈论自己的乳腺癌时，每十三名女性中就有一位注定会在其一生中罹患这种疾病。尽管已有数十亿美元的资金投入癌症研究中，但美国的乳腺癌发病率每年都在以2%的速度增长。让人遗憾的是，乳腺癌活动家如今喊出的集会口号，已经从"十三分之一"变成了"九分之一"。

　　几乎没有人会对这种疾病无动于衷。如果它不是发生在我们自己身上，或是我们的母亲、姐姐、女儿身上，也很有可能已经发生在我们关心或曾经关心的其他人身上。很显然，乳腺癌从不会"厚此薄彼"。它已经跨越了美国的种族和阶层，无论是黑皮肤还是白皮肤，受过教育的还是未受过教育的，富有的还是贫穷的，单身、已婚还是离婚的，乳腺癌都"来者不拒"。它既会影响高风险人群，也会找上那些与风险因素不沾边的人。

1　此处列举的几位是美国知名的作家、记者、歌手、女性活动家。

乳腺癌发作时会怎样呢？在 T. J. 英格兰的信中，她描述了自己听到诊断后的感受："我进入了可怕的肿瘤医学新世界。在这个新世界中，雌激素受体、肿瘤标志物、计算机轴向断层扫描（CAT）[1]、血细胞计数和其他各种检查，成为确定我的病情发展和生命长度的'标志'。"

没有人愿意听到"你得乳腺癌了"这句话。你不得不立即做出决定，确定自己的治疗方案，并且掌握一门新的语言。只需这一句话，一个女人立即从"活力满满"转变为"癌症缠身"，这对情绪的影响可能是毁灭性的。

乳腺癌治疗还伴随着其他问题。手术改变了女性的身体形象，也剥夺了她的自尊心。她必须遵守放疗的时间表，也要承受化疗所产生的负面影响。乳腺癌治疗通常会在六到八个月后结束，但奇怪的是，这却引发了一系列新的担忧。患者与医生所建立的牢固羁绊，以及之前一成不变的治疗流程，通通都在瞬间消失了。她们突然被剥夺了接受治疗的权利，不再积极参与到抗击疾病的斗争中，反而陷入了另一种困境：现在我要做什么呢？如果乳腺癌复发了怎么办？我又如何得知呢？现在这个阶段，也许比起治疗期间，女性患者会更加需要情感上的支持和安慰。

---

1 Computed Axial Tomography，计算机断层扫描（CT）的旧称。

　　我是一名医学社会学家，同时也是一名作家。在与乳腺癌患者及其治疗医师共事的十五年中，我明白的一件最重要的事情是：患乳腺癌的女性可以被世界上最好的医生所服务，也可以拥有最支持她们的家人和朋友。但是，她们真正想要的是来自同一阵营的伙伴。她们想要看到的是，其他乳腺癌患者有过和自己类似的经历。比如说，许多患者曾经用言语伤害自己深爱着的丈夫；大多数单身的患者都想知道，什么时候才是告诉约会对象她做了乳房切除术的"正确时机"；每一位患者都在为自己的未来而担心，而且这种忧虑终日挥之不去。

　　本书为乳腺癌患者以及与患者有着亲密关系的人提供了阅读一手资料的机会。书中的这些人也面临着同样的问题，经历过同样的斗争，并且有过同样的怀疑和恐惧。

　　本书所包含的信件，将我们带入了刚诊断为乳腺癌的女性的世界。在那个世界中，与死亡威胁密切相关的是失去控制。写信人在害怕疾病复发和重新认识生命之间摇摆不定。我们可以从中了解到，失去乳房这件事是怎样引导她们寻找自己的身份，并最终发现了生活中真正有意义的东西。

　　这本书始于1993年初我在杂志上读到的一篇文章。当时，我正在与波士顿的马萨诸塞综合医院肿瘤科医生艾琳·库特共同撰写另一本有关乳腺癌的书。与其说是书，那更像是一本用户指南。在为写书做研究时，我偶然阅读了《麦考尔》杂志 [1] 的 1993 年 10 月刊。因为 10 月是美国的乳腺癌宣传月，所以该杂志有四篇针对这一主题的优秀文章。凯特·怀特在她的《编辑来信》中写道："如果你是乳腺癌幸存者，我们很期待收到你的来信。"

我隐约感觉，仅凭这句话就能引起不小的反响。首先，因为女性对于谈论自己的个人经历已经不再犹豫；其次，因为我相信任何事情的幸存者，尤其是乳腺癌幸存者，都希望"爬上屋顶"并且大声喊出这一切。我想，如果可以简短地引用其中一些信件的内容，并放入我正在写的书中，岂不是好事一桩。我觉得，现在的疾病及其诊断和治疗的技术指导，总是缺少了一些人情味，而这些信件能够恰当地进行补充。我合上杂志，拿起电话打给了《麦考尔》的一位编辑。我介绍了手头的项目，询问她是否允许我阅读其中的一些信件。

三天后，一个棕色的大包裹抵达了我的邮箱。我记得，自己当时还穿着冬衣，站在厨房的桌子旁，打开包装纸，将三百多个信封铺到桌子上。这些信封薄厚不均，大小不一，有的朴实无华，有的高档精致，颜色也很多样，有粉红色、白色、蓝色和棕色。寄信人的地址有的是用铅笔写的，有的是用老式打

---

1 *McCall's*，麦考尔出版集团旗下的月刊女性杂志，创办于 1873 年，2002 年停刊。

字机打出来的，还有的是用最先进的激光打印机打印而成。有些信件是来自达拉斯、布鲁克林、芝加哥和洛杉矶，但还有很多信封上盖着我从未听说过的地方的邮戳，例如北卡罗来纳州加斯托尼亚、伊利诺伊州爱恋公园、科罗拉多州阿瓦达、宾夕法尼亚州范德林。

我打开的第一封信，播下了这本书的种子。那是一封不到两页的短信。写信人当时三十四岁。她写道："起初，我以为生命走到了尽头。癌症听起来就像死刑宣判一般。我的儿子只有四岁。我不想弃他而去。我必须和这种癌症战斗。"她后来的确凭借着科学能为她提供的一切做出了抗争。化学疗法六个月，放射疗法两个月。疗程结束后，在她的头发刚长到可以用毛巾洗的长度时，她做了一次旅行，之前瘦下来的 17 磅[1] 体重也恢复了。随后，她回到纽约市警察局当警探。她说，入睡变得轻松了，因为癌症不再徘徊于她的脑海中。"昨天我接到医生的电话，通知我说，根据所有的检查结果，已经没有任何癌症的痕迹。现在我有很多事情要做，还有很多计划要制订。"她以一句话结束了这封信，直到今天，这句话都一直陪伴着我。我相信这句话可以概括这本书的主题："埃丝特·德尔·韦基奥的生活继续着。"

---

[1] 1 磅等于 0.45 千克。

　　我读的下一封信来自海伦·H.，她于 1968 年进行了一次根治性乳房切除术。在手术的前一天，她在栅栏上种植了五十束玫瑰丛作为树篱。她写道："它们仍然在那里，我也仍然在这里——在二十五年之后。"琼·梅纳德的信件是单倍行距，但足足有十页这么长，信中充满了她的个人逸事、疾病应对技巧和鼓舞人心的信息。即使在她谈到孩子的感受时，也充满了幽默感："我感谢上帝，因为我十五岁的儿子在人生这一阶段，能有机会像他的所有同龄人一样对待他的母亲。这有助于让人回归现实。我知道他也有恐惧，也知道他在为我祈祷并且深爱着我，即使他很难对我说出口。对于他来说不幸的是，我应该还会陪伴他很长时间，继续成为他生活中的'痛苦之源'！"

　　继续阅读时，我有了一些重大的发现。写信人中竟然有在五十五年前被诊断出乳腺癌的患者！这令我很困惑，为什么会有人想要翻出这么久远的往事呢？她对这件事情的记忆为什么还如此清晰生动呢？但是我很快意识到，女性永远不会忘记她得知自己患有癌症的那一天，哪怕是日期，都会深深铭刻在记忆之中。"就像你结婚那天，或是你的孩子出生那天，"一名女性写道，"它永远不会离开你。"

　　不仅如此，这些信件的长度、深度和个性，似乎完全不同于写给国家杂志的那种完全不带个人色彩的东西。然而，如今上百封信件出现在我面前，即使有的只有寥寥几句话。它们描述了家人和朋友的价值，以及与其他患有乳腺癌的女性分享经验的好处；它们讲述的故事里，有的丈夫离开了，也有的丈夫做出了难以言表的巨大奉献。许许多多的女性都描述了乳腺癌患者生活中的另一面——令人恐惧、脆弱、疲惫，但更多是欢愉的，因为每一天都是上天赐予的礼物。

有些信件是在与疾病的战斗最为激烈时写成的，而另一些则是康复之后的回顾。其中十分之一的信件还包含附件，其中有给朋友的信、随笔，以及写信人所写的或者关于她们的文章。不少女性寄来了自己的照片。琳达·J.穿着比基尼来炫耀她做了乳房修复手术之后的造型。珍妮特·梅耶在六十五岁时仍身着粉色和蓝色缎面的小礼服在跳踢踏舞。金·C.在乳腺癌和化疗之前只有一个孩子，在她寄来的照片里，她坐在客厅的沙发上，四周环绕着四个小孩。"这，"她写道，"是我一生的全部意义。"

在看完大约二十封信后，我将它们堆放在书房的桌子上，然后返回自己手头的项目中。

1993年是波士顿历史中冬季下雪最多的一年。随着时间的推移，我继续埋头于马萨诸塞综合医院的那本书中。诸如"了解DNA在癌细胞中的作用""化学疗法的副作用"这样的主题充斥着我的电脑。等那本书完成之时，我再决定要从书信中引用哪些语句。

雪一直在下。我有些日子没有外出了。如果需要伏案工作特别长的时间，我就会每隔一段时间，从那堆书信中拿出几封作为对自己的奖励，打开它们，细细品味其内容。我读的越多，想知道的就越多：我该怎样从这么多的信件中选出十五段或是二十段需要引用的语句？我如何能将一封信精简为一两条引语，又怎能抛弃这些无价之宝呢？

很快，我确定了两件事。这些信件不是偶然地进入我的生活的。并且，我打算把它们放在一本书中——一本属于它们自己的书。

一旦我决定编写一本书，重要的是要获得全面的信件样本，除了来自阅读《麦考尔》杂志的女性，也来自其他女性。为了亲自征集信件，我写信给国家癌症组织（例如 Y-Me 和国家乳腺癌联盟）的通讯编辑。我还致信面向所有癌症幸存者的优秀杂志《应对》（Coping）。随着时间的推移，一批新的信件到了。使我感到惊讶的是，这些信件与我已有的信件有着许多相似之处。于是我得到了更多附件，更多写给朋友的信，以及更多的应对技巧。

我克服了"选择困难症"，从分类后的信件中选择了九十二封。我写给了每一封信的主人，附上授权协议书，以征求使用其文字的许可，并且让她们在授权书上签名然后寄回给我。我在做这件事的时候，内心还有些忐忑。毕竟，距离她们最初写下那封信，已经有一年的时间了。她们还会记得吗？

签好字的授权书几乎是立刻寄到了我这里。第一天来了四张，第二天又来了十张。与它们一起寄回来的，还有许多新的信件，其中不乏长信。信中是有关她们自己及其家人的最新消息。其中一名女性经历了两次误诊，后来赢得了对放射科医生提起的诉讼。她说："我现在可以自由地说出来了。"她真的做到了。有几个人有了新宝宝。还有些人复发了。而超过一半的人对有机会与其他人接触表达了感谢。

到第四周结束时，已经有八十三名女性答复了我。我争分夺秒地寻找剩余九个人的电话号码，然后尝试打给她们。最终我找到了其中的八个人。"我只是还没来得及回复。"帕蒂·安德鲁说。"哦，没问题，不着急的。"我回复道。我的意思当然是：感谢上帝你一切安好，没有回复并非由于疾病。

两个月过后，除了应已九十八岁的玛丽·布里顿外，所有人都回应了。我曾怀疑能否找到她，但还是决定设法去寻找。长途接线员说，她提供的地址上已经没有关联的电话号码了。但是因为我之前寄给她的信没有回音，我决定再给她写一封信。这次，我附上了一个盖有邮戳的回信信封，并在信封正面备注：若有可能，请帮忙转交。你猜猜，第二周我收到了什么？一封从伊利诺伊州拉格兰奇公园寄出的这位女士的签名授权书。

就这样，在一年之内，九十二封信全部"集结完毕"。百分之百的回复率。这简直太神奇了。

我最终将信件的数量缩减到了七十二封，主要是由于篇幅所限。事实证明，这是编写本书最困难的部分之一。删掉哪怕一个字，都让我感觉好像在抛弃一颗珍贵的宝石。

你会注意到，有些信件带有名字和城镇，有些信件带有全名。我向写信人表示，她们可以自己选择信件的署名方式。你也会注意到，这本书没有目录。因为大多数信件都涉及多个主题，并且经常重合，所以我选择了包含交叉引用的索引来代替目录。如果你要查找某个主题，索引可以帮你跳转到包含特定主题信息的信件。

我通过电话认识了许多女性，有一天早上在布鲁克林吃早餐时，又遇到了德尔·韦基奥和她的丈夫。她当时正处于第二轮化疗后的恢复阶段，并且不久之后就要接受骨髓移植。她戴着一顶遮住四分之一头发的帽子，但即使没有这顶帽子，她也是一个极具魅力的女人，笑容灿烂，姿态优雅。她想知道："你从我们所有人身上学到了什么？"这些信件中的共同线索是什么？我告诉她，我从信中收获了太多太多，以至于无法枚举。但是，经常会浮现在我脑海中的有两个主题。第一个主题包含在那句简单的话语里："埃丝特·德尔·韦基奥的生活继续着。"

这句话一直都很打动我，因为它适用于许多乳腺癌幸存者。第二个主题对每位女性来说都是最重要的："乳腺癌的诊断不是死刑的宣判。"这句话在南希·阿诺德和凯茜·乔·戈夫的信中都出现过，而且许多人在信中都隐约提到这一点。我想，这里一共有七十二位女性，其中还有许多年前就这样说过的女性，他们都是支撑着这些话语的活生生的证据。

决定写书，意味着两件事。第一，你有话要说；第二，你是那个要说话的人。对于这两件事，我都将"话筒"交给了书中的这些女性。我不是作者，我只是扮演编辑的角色，并且为她们提供舞台。她们才是创造音乐的人。

艾娜·雅洛夫
于马萨诸塞州波士顿

Straight
from the Heart

Letters from
Survivors of
Breast Cancer

　　1938 年 10 月，我切除了我的左乳房。那是五十五年前的事了。

　　我当时怀着我的第三个孩子，而肿瘤随着我的怀孕而增长。婴儿出生后，我做了乳房切除术。外科医生告诉我的家人，我大约还有两个月的寿命。他让我丈夫来医院和我一起吃感恩节晚餐，以为那是我最后一次过感恩节了。然后，他决定对我的卵巢做放疗，希望能有所帮助。我在医院住了一个多月。

　　我在不孕状况中度过了十年，然后我发现自己再次怀孕了。1949 年 3 月 19 日，我生下了一个健康的女婴。

　　我的四个孩子，现在分别是六十岁、五十七岁、五十五岁和四十四岁。

爱丽丝·"凯里"·塔克夫人 谨启

马萨诸塞州昆西

　　我很开心能有机会站出来，与乳腺癌幸存者们分享我的经历。我相信，在若干年之后，当乳腺癌被人类彻底克服，我们这些还来不及预防或治愈这种疾病而且人数越来越多的患者，将会在某种医学期刊或历史书中，以一种并不显眼的方式被简短提及。所以，我现在很高兴能发言……

　　我今年六十八岁。在 1985 年的圣诞节前夕，我做了第一次乳房切除术（之所以在圣诞节前夕，是因为那天正好有手术室空出来，于是我选择不再等待）。我的第二次乳房切除术是在 1993 年 7 月 15 日进行的，那是七年半之后。这一次，我的内心充满了失望，因为我本以为自己摆脱了癌症。我想像我的母亲那样——她在六十岁时接受了根治性乳房切除术，并在手术后活了二十八年，最终因心脏病去世，享年八十八岁。

　　我当然也会产生疑问：“为什么是我啊，上帝？”但是我得到了答复：“为什么不是你呢？你在这么长的时间里都过得很好。为什么坏事总是会发生在其他人身上？”

　　当我逐渐康复时，身边不断发生了一些比乳腺癌要艰难得多的事情。我非常敬佩的一名学校老师，因为十四年前犯下的罪行而出庭受审。"相比起来，那件事更严重吧。"我想。恐怖分子袭击了意大利机场，无意义地屠杀妇女和儿童。"那件事肯定更加糟糕。"我总结道。一个孩子被绑架了，我感谢上帝，因为这个孩子的母亲不是我。

我感觉，自己很可能会被疾病摧毁，但是我身体里的某种东西却拒绝合作。也许是我的生存意志，或者仅仅因为我意识到，我必须接受所有不可避免的事情，从而对抗那些发生在我身上的不幸。也许更简单的原因是，我知道我的母亲曾经是癌症幸存者。

第一次乳房切除术后，我的精力主要放在回归教学工作和正常生活上。我适应身体变化的速度，快到让我自己感到惊讶。但是，这一次我已经接受了自己注定死亡的命运。癌症使我意识到每天都是多么的宝贵。我现在比以往任何时候都要热爱生活。我喜欢散步，享受各种声音、景色和气味；我有时候也想知道，将来会发生什么。就像那首老歌不断回荡在我耳边："*世事无法强求，顺其自然就好。*"（*Que sera, sera . . . What ever will be, will be.*）

多萝西·尼哈特
加利福尼亚州奥本

　　和世界上许许多多其他的乳腺癌幸存者一样，我写这封信，是希望它可以帮助到别人。读到这封信的人也许正在经历和我类似的事情，希望她们能从我的故事中受益。

　　1989年春天，我刚结婚不到一年，和丈夫正试图建立温馨的家庭。就在那时，我发现自己的乳房长了一个肿块。就像这个年龄段的许多女性一样（当时我才三十七岁），之前我推迟了结婚生子的计划，直到在南加州的一家财富500强公司中获得了高管职位。我本来即将踏入幸福生活。我当时属于低风险人群，家族里也没有癌症史，我从小到大吃的都是最为健康的阿拉斯加州的家常饭菜。除了年度体检外，我平时几乎不用去看医生。

　　长话短说吧，后来肿块变成了恶性肿瘤，在一个月内，我接受了乳房切除术（以及乳房重建手术），并且开始了为期六个月的"漫长"化疗。在这一整段考验之中，我不断地问医生，我是否还可以生孩子。他们基本上都拒绝给我一个明确或者直接的答案。我收到的唯一警告是，化学疗法经常会使你的身体提早绝经，这将使你无法怀孕。我还发现，我很难找到经历过此事并在随后生下孩子的人。这使我确信，怀孕也许真的不会发生了。每个人都试图安慰我："你还是可以收养的。"但是，当你四十多岁并且患有乳腺癌的时候，收养孩子的可能性也并不会太高。我知道这一点。

在化疗的第六个月，我真的开始绝经了，并且在几个月后，这变成了板上钉钉的事实。因此，我和丈夫不得不面对一个现实——我们将无法生育一直期盼的孩子。

但是，又过了几个月，我的月经重新出现了。没有人知道这是为什么或是如何办到的。医生仍然没有给我太大的希望，并且再次提醒我怀孕的风险。在怀孕期间发生的激素波动会造成一些影响，而目前尚不清楚是否会与乳腺癌相关。

不过，我现在四十二岁，有一个漂亮的两岁儿子。从现在起的两个月后，他就会有一个弟弟了。我感觉自己的身体很好，体检也一直正常。我辞掉了那份高薪水但高压力的工作。虽然我仍然喜欢在外工作，但目前更加专注于照顾我的家人，并且享受生活开启的新篇章。

敬上

杰特·舒

新墨西哥州阿尔伯克基

做完手术之后，我几乎一天二十四小时都在担心癌症会复发。直到今年夏天，我在花园里看到一只蝴蝶之后，才摆脱了这种恐惧。当时，它被困在蜘蛛网中，拼命挣扎，想要逃脱即将置它于死地的强大蛛网。我知道，除非我伸出援手，否则这只蝴蝶不可能活下来。所以我拿来一把剪刀，小心地将包裹着它柔软翅膀的蛛丝剪断。蝴蝶爬到我的手指上，振翅起飞，飞往自由的方向。

就像蝴蝶为了生存而战一样，我深知自己也必须与对癌症的恐惧做斗争。只有这样，才能重新过上自己的生活。看着它飞走时，我深吸了一口气，开始了自己奔向自由的旅程。

佩吉·布泽尔，四十四岁。

两年前，在父亲去世后的第二天，我在乳房中发现了肿块。我家有乳腺癌的疾病史，我最亲近的姨妈在几年前就是死于乳腺癌。我患有较严重的纤维囊性乳腺疾病。多年来，我每月都会进行一次自我检查。有一段时间，我觉得自己像一枚正在等待爆炸的定时炸弹。但是，当放射科医生说我患有恶性肿瘤时，我还是感到无比震惊。

起初，我的诊断结果很不乐观。活检显示，肿瘤直径稍小于2厘米，已经不再被包裹于肿瘤壁内，而且开始侵入周围的组织，甚至可能进入了淋巴结。我计划于12月27日接受手术，而那一天本应是我父亲的六十五岁生日。

在诊断和手术之间的那段时间，我思考了很多事情。我想过死亡，但大多数时候，我想的都是活下去。我牵挂我的女儿，那时她只有十五岁，我觉得她仍然需要我。我担心手术的费用。我需要请假吗？我能活到休假的那天吗？我有机会抱上外孙女吗？相信我，我一直祈祷着，祈祷着能够活下去。我请求上帝赐予我生存下去所需的力量。

我做完手术就早早地回家了。一个星期后，在医生的办公室里，我和丈夫焦急地看着文件从传真机里打出来，那是病理医师对我的肿瘤所做的报告。我的医生和他的每一位员工都站在那里陪着我。除了机器的嗡嗡声，办公室里没有一点声响。我们所有人都在屏息等待。我永远不会忘记那一幕——医生大声朗读着报告，念到我乳房的各个部位，并且宣布："没有癌症；没有癌症迹象。"当他读到有关淋巴结的结果时，暂停了一下。我的心也随之漏跳了一拍。他看着我，眼睛噙满泪水，说道："没有癌症。"在这段磨难之中，我第一次哭了出来。我永远无法忘记他说的那几个字。

我和我的医生决定继续做辅助化疗。我进行了九轮化疗。这比手术更难。我生病了，但很高兴自己还活着。我没有掉头发。在治疗快要结束时，由于白细胞数量少，与疾病做斗争变得越来越困难。化学疗法中使用的药物会将坏细胞和好细胞都破坏掉，尽管医生对我使用了一种叫作 Zofran（昂丹司琼）的新型止吐药物，但我的胃还是很不舒服。这是我之前或是之后都没有经历过的恶心感觉，如此的强烈、痛苦而且从不间断。不过，我是如何成功做到没有减轻体重，反而增加了 26 磅的，至今仍是一个谜。

这些日子，我积极地去追求生活。今天想要、需要或渴望做的事情，我不会再把它们推迟到明天。我打算好好地生活。

我的丈夫和我共同度过的时间变多了。我们现在会相互交流——实实在在地交流。我们会在月光下散步，在伊利湖沿岸的沙滩上闲逛。我们还会一起欣赏夕阳西下。你知道，这并不会花费很长时间，毕竟太阳会很快落山，就像我们生命中为数不多的时间一样。

我和女儿对彼此的爱也更深了。当然了，我和她仍然会有意见分歧的时候，也需要花费足够多的时间来解决这些分歧，因为我们俩都知道，在一起的时光是很宝贵的。有时候，我们会整晚待在一起，也许可以算作属于我们俩的小型睡衣派对。每星期我们都会出去吃一顿午饭，只有我们俩，没有别人。

在我恢复期间，最令我难忘的是女儿给我看的一篇作文。那是她用英语写的一篇关于英雄的文章。她写道，我是她的英雄，她觉得我很有勇气，并且启发了她。女儿的话深深地打动了我……因为我所表现出的一切勇气都来自她、她的父亲、我的儿子和我的朋友给予我的力量、关爱和支持。

我的儿子是一名士兵，他每次在挂电话之前，都会对我说他爱我。当我们见面时，我会得到他最真诚的拥抱。过去他并不习惯做这些，但现在不会了。

我还记得在化疗停止后第一次生病的情形。由于担心复发，我的女儿给我的儿子打了电话，儿子给医生打了电话，医生又给我打了电话。也就是从那时起，我意识到癌症已成为我们全家人的事情。癌症（以及对癌症的恐惧）也影响了那些爱我和关心我的人的生活。作为一家人，我们有必要相互交流这种威胁生命的疾病所带来的感受、恐惧和愤怒，这种交流的重要性不亚于与生病的人分享爱和关怀。

我丈夫吉姆是一名摄影爱好者，经常会带着照相机。在患癌之前，我总是讨厌被拍照，所以抓拍到我的笑容比中彩票还难。如今，当丈夫要求我摆个拍照姿势的时候，你还别不信，我咧开嘴笑了。我的女儿和我经常合影。现在我知道了，这些照片将会成为我们的回忆，回忆里都是我们共度的美好时光。我准备继续保持微笑。我期盼自己到了八十五岁还能健健康康的。我要在外孙女的盛大婚礼上跳舞。

你的 佩吉·布泽尔

宾夕法尼亚州湖城

　　距离三十四岁生日还有一个月时，我被诊断出患有乳腺癌。这让所有人都感到很惊讶，因为我只有一个风险因素：月经来得比较早。我并没有家族癌症史。

　　接下来的三个星期里，我接受了一连串的检查，以确保癌症没有扩散。结果的确没有。活检过程中切除的肿块将近 2 厘米宽，在肿瘤的四个侧面中，有三个外侧边缘并未显示存在癌性细胞，但最后一个侧面从中心到边缘都显示有癌变。因此，我的病情变得模棱两可起来。他们给了我两个选择，一个是乳腺癌改良根治术，另一个是乳腺癌肿瘤切除术。

　　我三十三岁，离了婚，没有和任何人拥有长久的关系——在我的一生中，没有一个男人曾告诉过我，他无论如何都会爱我，而我永远不会孤独。我觉得自己可能面临的状况是，再也没有男人会来爱我了。我很清楚，对于自身情况来说，采用肿瘤切除术显然是华而不实的。最安全、最积极的行动是乳房切除术。最终我意识到，如果我无法成功活下去，是否有男人爱我就显得一点儿也不重要了。我选择了乳腺癌改良根治术，并且获得了心灵的平静与安全感。而且我再也没有怀念过去，也不会质疑我的选择。如果之后癌症真的复发了，我也想要确保自己已经尽力而为了。我进行了六个月的化学治疗，在这期间增重了35磅，掉了一半的头发，并且因为化疗产生了更年期潮热。

但是我做到了！我接受了乳房重建手术，而且成功减重，还长出了一整头的头发。我现在的身心都达到了成年以来的最佳状态。我对自己充满了信心，这是我从未有过的。我意识到，自己可以依靠力量和尊严面对任何事情。

我也对男性同胞的表现感到惊喜。他们似乎根本不在乎我是否和以前一样。不管在我做乳房重建手术之前还是之后，他们都没有做出任何负面反应。我的男性朋友一如既往地支持和追求我，也让我的自我形象自始至终未受损害。他们真的很棒。

乳腺癌会对病人带来双重打击。它既会威胁到你的生命，也会威胁到你对于女性特质、两性关系以及身份认同的观念。但是，当你经历过这一切之后，对这些问题的理解会更加深刻，也能更懂得欣赏身边的一切。这并不会给生活带来巨大改变，只是会产生从未有过的内心平和。你会确保你所爱之人知晓你的爱意，而不再懈怠拖延。生活很好，你会学会欣赏每一天。

道恩·查斯顿 谨启

加利福尼亚州佛森

"女子本弱"是伪命题！

知道自己患有癌症……

接受这项手术……

骨骼扫描、骨髓检查、放疗、化疗……

然后屏住呼吸，期待它不再复发……

大约在二十五年前，我接受了根治性乳房切除术。在那个时候，没有人想要谈论乳腺癌。但是我做到了。因此，我成了"迈向康复"（Reach to Recovery）这一组织的志愿者——这种经历使我能够与一群最美丽的女性接触，她们每个人都有属于自己的故事。我们当中的许多人如今仍保持着联系，有时是在不同场合，"周年纪念日"或是癌症复发（无论开心还是难过）的日子。我每周还会抽出两天的时间，在当地一家医院的肿瘤科做义工。这是我对自己生活在这个美妙星球上所做的报答。

发自肺腑的 维奥拉·E.

新泽西州凯尼尔沃思

鲁比·埃瓦尔德是一位来自俄亥俄州西尔瓦尼亚的作家。这本日记记录了她患乳腺癌的经历。

9月7日，星期六，上午

我弯下身靠在熨衣板上时，触到了自己的右乳房，结果发现了肿块。我的心揪了起来。

不要惊慌。

在匆忙下结论之前，请进行乳房检查。

你的母亲死于卵巢癌，并不意味着你也会。

当我按压肿块时，它不会移动或是滚动。这意味着什么？

鲍勃和我正享受退休生活。现在，也许我要直面死亡了。

我怎么能就这么死了呢？

9月7日，星期六，下午

我把肿块的事告诉了鲍勃。他知道我很担心。他觉得这可能只是乳房纤维化的问题，并且主动提出与我一起去看内科医生。我拒绝了他的提议。

9月9日，星期一，上午

　　打电话给内科医生。正值假期。

9月10日，星期二，上午

　　再次致电内科医生。我直接去了他的办公室。他打电话给外科医生，预约日期为9月16日。自发现肿块以来，已经过去了三天。压力渐增。需要保持忙碌。我估计到了最坏的情况。

9月12日，星期四

　　终日兴奋，神经紧张。鲍勃让我打高尔夫球以便无暇胡思乱想。

9月15日，星期日

　　我的大脑在飞速运转：你的右乳房有一个肿块。

　　你约好了医生。

　　你已经克服了许多障碍。

　　你的家族有癌症史。如今轮到你了。

　　跑起来，不要慢吞吞地走。赶紧离开这个鬼地方。

　　你没有必要去见任何人。

　　你对这个陌生的医生了解多少？

9月16日，星期一

　　我在外科医生办公室。我成了一个病人。他将针头插入肿块，将组织抽吸出来。他会在检查结果出来之后打电话给我。从他的眼神里可以看出，我的身体出问题了。

9月17日，星期二

　　鲍勃和我依偎着。我们都无比担心。

9月18日，星期三

　　我接到了电话。是外科医生打来的。不用再等待了。我解脱了。我哽咽着告诉丈夫："我得了癌症。"鲍勃把我揽在怀里。

　　我必须告诉孩子们。不是明天，而是现在。打电话对我来说是种折磨。我先打给了玛西。她问道："你得了癌症，是因为我吗？"我否认了："唔，如果你知道人们为什么患癌的话，你应该会比医学领域的所有医生都聪明了。不是的，我得癌症和你没有关系。是癌症自己找上了我。"

　　我的第二个电话打给了二女儿康妮。我向她解释说我得了癌症。我们的谈话停顿了一下。康妮说："我想和爸爸一起去陪你检查。""你确定要一整天都在医院里度过吗？"我问道。她回答："当然了。爸爸到时候需要我陪着。"

　　小女儿乔伊斯今年10月就要从护士培训学校毕业了。我向她简单地说明了我的检查结果。

我没有办法给儿子史蒂夫打电话。我不知道为什么。所以我又打给了乔伊斯。她替我做了这个"脏活儿"。

9月23日，星期一，上午

我进了医院。鲍勃和康妮陪在我身边。我需要做骨骼扫描、心脏检查、双侧乳房X光检查和胸部X光检查。医生给我用了一针染色剂。两个半小时之后，骨骼扫描开始了。一点也不疼。我躺在桌子上，穿着衣服。扫描机器会显示癌症是否已扩散到我身体的其他部位。

9月23日，星期一，下午

给我做X光检查的技术人员把乳房X光照片挂了起来。我说："你看到那个白点吗？那就是'秃鹫'——癌症。"

10月8日，星期二

鲍勃和我待在手术等候区。外科医生向我们解释了手术程序。我被他的话整懵了："等检查了肿块之后，我就知道接下来要做什么了。"

我会在压力下崩溃吗？如果我低头时发现身体的一部分缺失了，会有什么感觉？我的丈夫还会爱我吗？我不敢向任何人表达我的恐惧。其他家庭成员则生活在各自的"炼狱"之中。没有时间矫情了。

我在恢复室醒来，喃喃地问："我还完整吗？"答案是肯定的。

10 月 9 日，星期三

结束了。我睡着的时间比醒着的时间更长。疼痛时不时袭来。鲍勃陪着我。护士告诉我，我的身体侧面插着一根管子，液体会通过管子排到手榴弹状的容器里。她向我展示如何倾倒这个容器。我提醒她戴上手套。她回答说："除非有必要，否则我不用戴手套。"

10 月 10 日，星期四

医生团队视察了我的病房。我可以回家了。

10 月 11 日，星期五

回家的第一天。棒极了。

10 月 13 日，星期日

我发烧了。打电话给医生。

10 月 14 日，星期一

    我使用了高强度的抗生素。

10 月 16 日，星期三

    我回到了医生办公室。他怀疑我是葡萄球菌感染。我必须回医院去。

10 月 17 日，星期四

    我很疼。一切都是模糊的。我无法相信自己又回到了医院。

10 月 18 日，星期五

    大脑混沌一片。失去了时间概念。我被送进了手术室。需要对乳房开刀。

10 月 19 日，星期六

    我觉得很难受。

10 月 20 日，星期日

    已经确认了。葡萄球菌感染。我的切口无法闭合，感染的脓水正在渗出。鲍勃和我紧紧依靠在一起。

10 月 21 日，星期一

外科医生和他的学生在我病房里。还需要再开一次刀。这次是在我的病床上操作。注射普鲁卡因（局部麻醉剂）并开始切割。液体流了出来。我在三个小时后醒来，感觉好像"直布罗陀巨岩"已经从我的胸腔中被移走了。

10 月 22 日，星期二

帮我抽血的人并不专业。我将她们中的一员赶出了我的病房。因为我的静脉很细，她却选了一根粗针。护士长来问我，是否出了什么问题。我告诉她，如果我再遇到这样技术不精的护士，我会撕下绷带、离开这个鬼地方。她说："你一定是在开玩笑吧。"我告诉她，这不是玩笑，她可以亲眼看着我走出去。

10 月 23 日，星期三

我的手臂上扎了一根临时的滞留针。经常需要静脉注射。

10 月 24 日，星期四

情况似乎正在改善。

10 月 26 日，星期五

我今天可以回家了！办理了出院手续。

11 月 7 日，星期四

　　放射科的负责人同我谈话。他告诉我，如果我打喷嚏，就会有肋骨骨折的风险。我想知道自己为什么还同意继续治疗。

11 月 12 日，星期二

　　我有点打退堂鼓。明天就要开始放射治疗了。我的内心充满了疑虑。我选择的康复疗法是正确的吗？我的导师苏茜得过两次癌症。她说："小心不要被灼伤。"这句话深深地刻在我的脑海里。

11 月 13 日，星期三

　　第一次放疗。肿瘤科的护士在观察我是否有抑郁状态。我不愿让她对我指指点点。我会保持乐观的。

12 月 16 日，星期一

　　我在肿瘤科的候诊室。在进入放疗室之前，我要求和医生见面。因为我的胸部看起来像是要起水泡了，所以医生决定让我的皮肤休息一星期。

12 月 23 日，星期一

　　肿瘤科医生正在为我做检查。我问他："为什么我的胸部和手臂这么浮肿？"他回答说："一定是手术引起的。"

12 月 30 日，星期一

　　今天是外科医生做检查的时间。我问："我的胸部和手臂为什么会这么肿？"他答道："可能是放射治疗造成的。"

12 月 31 日，星期二

　　我正在考虑停止放射治疗，但最终还是决定继续。

1 月 9 日，星期四

　　今天是最后一次放疗！

1 月 12 日，星期日

　　鲍勃和我飞往佛罗里达州。

1 月 27 日，星期一

　　胸部肿胀发炎。疼痛很剧烈。我决不放弃。我会抗争下去。

1 月 28 日，星期二

　　由于没有我的病历，佛罗里达州的医生拒绝对我进行治疗。我给家那边的医院打电话，肿瘤科护士接了。我请她把我的病

历传真过来。她回答说："传真你的病历不符合财务政策。"我
爆发了："我现在非常痛苦，亲爱的！马上把病历传真过来。我
今天就要。"

1月29日，星期三

佛罗里达州的医生告诉我，我患有蜂窝织炎和乳房瘀伤。
我问："我的乳房怎么会有瘀伤？"他回答："乳房瘀伤是乳房
灼伤的另一个说法。服用这些止痛药和抗生素。你会痊愈的。"

10月8日，星期四

我在外科医生那里又做了一次检查，距离乳房切除术已经
过去一年了。检查结束后，我赶紧回到车上与鲍勃分享好消息。
我的癌症痊愈了。

鲁比·埃瓦尔德

埃丝特·德尔·韦基奥是一名纽约市女警。她和丈夫弗兰克以及八岁的儿子弗兰基生活在布鲁克林。

我在1992年10月6日被诊断出乳腺癌。起初，我以为生命走到了尽头。癌症听起来就像死刑宣判一般。我的儿子只有四岁！我不想弃他而去。我必须和这种癌症战斗。

医生对我的左乳房做了切除术（在十四个淋巴结中有一个是阳性）。我接受了为期六个月的化学治疗，每个月需要在医院待上三天。由于化疗，我变得很憔悴。体重急剧减轻，头发也全掉了。我看上去可怕极了。但是，我从来都不是孤身一人。我拥有世界上最好的支持——我的丈夫、家人、朋友和我四岁的儿子。我的儿子是我不断康复的最大动力。

化疗结束后，我接受了为期两个月的放射治疗。1993年7月6日，放疗终于结束了。七天后，为了庆祝我的三十五岁生日，我和三个最好的女性朋友一起去坎昆旅游，玩得很开心。后来，我又和丈夫、儿子一起去了迪士尼。慢慢地，我之前瘦下去的体重（17磅）也涨了回来，然后回到纽约市警察局当警探。入睡变得轻松了。癌症不再时刻萦绕在我的脑海之中。而且，如今我也有头发可梳了。

我现在感觉，只要下定决心，我可以做到几乎所有事情。我热爱生活，而且愿意尽我最大的能力坚持下去。对于我和我身边的人来说，我都变得更好了。我最想要做的一些事情，也在往着好的方向变化。如今，我正对生活做各种各样的计划，因为我知道自己有能力去完成它们。

昨天我接到医生的电话，通知我说，根据所有的检查结果，已经没有任何癌症的痕迹。现在我有很多事情要做，还有很多计划要制订。

　　　　　　　　　埃丝特·德尔·韦基奥的生活继续着。

在 1991 年 10 月的奥克兰山大火灾中，我失去了温馨的小屋和所有财物，这比失去一个乳房所带来的伤害大得多，但我终于挺过了这一关。我们很高兴回到了重建的家园，并且希望能在这里安度晚年。

1972 年 7 月，在五十七岁那年，我注意到自己的左乳房比右乳房重了一些。我并没有感觉到任何肿块，只是觉得乳房莫名地有些异样。有一天，我读了伯奇·拜尔女士在杂志上发表的一篇文章，讲述了她患乳腺癌的故事——我的症状听起来和她的完全一样。于是我立即去找我的医生，可他觉得我并无大碍。但是，为了确定是否真的无恙，他还是建议我去做一个乳房 X 光检查。

放射科医生说，乳房 X 光照片看起来很正常。我的内科医生打电话给我，为我带来了好消息，并让我"不用担心"。但我告诉他，我还是很担心，因为乳房感觉不太对劲。他给我的回答是："把你的双手放进口袋，不要再去感觉了！"

我决定自己去找一位外科医生，他在六年前为我的右乳房的良性囊肿做过活检。这位医生给我做了一次活检，发现乳房中增厚的部位后面藏着一个恶性肿瘤。第二天，我做了根治性乳房切除术。虽然失去了一个乳房，但却挽救了自己的生命。

现在，我已经七十八岁了，而且身体非常健康。我的丈夫和我结婚五十六年了，他始终对我充满爱心、关怀备至，而且很开心我能一切安好。

他依旧认为我很美丽。

露丝·J.

加利福尼亚州奥克兰山

被诊断为癌症以来，我的生活只发生了一项重大变化。就像生活中发生其他危机时一样，我也开始思考那些我从未做过的事情。信不信由你，我这五十二年来，唯一从未真正经历过的事情，就是成为家庭主妇。1957年的某个星期一晚上，我从高中毕业，第二天早上就去当了秘书。从那以后，除了周末以及三个儿子出生的日子之外，我每天都会出去工作。

当我刚开始工作时，我们家非常需要钱。但是在三十五年之后，我之所以工作，仅仅是因为我从来都没有停止过工作。所以，我从来没有做过家庭主妇所做的事情。我从来没有在白天开车去城里办事，也没法在家中看电视上播出的精彩节目，或者完成许多其他人认为是理所应当的琐事。无论如何，在确诊后的第九个月，我辞职回家了。

大多数家庭主妇可能会认为，我的想法有点疯狂吧，但这的确是我一生中的激动时刻之一。我可以在白天打扫房间，不用等到晚上或周末。我可以在白天去商店和洗衣服，不必攒到晚上再做。我和丈夫可以每天都下午五点半就吃晚餐，之前则是每晚七点半。对于我来说，这是一个全新的世界。

当我的外科医生告诉我肿块是恶性的时候，我想到的第一件事就是富兰克林·D. 罗斯福总统的一段新闻影像。他在致辞中说："除了恐惧本身，我们别无所惧。"而我对癌症几乎没有任何恐惧，因为我多年来始终在这一领域工作，对乳腺癌的诊断和治疗非常熟悉。人这一生中发生的许多可怕的事情，都可以被知识所战胜。

当妇科医生在我的乳房中发现一个肿块时，我的知识储备让我意识到，它可能是恶性的，而且发现得比较早。直觉告诉我，它应该没有扩散。事实证明我的假设是正确的。我对各种乳腺癌都很熟悉，因此当我的医生告诉我，我得的是浸润性导管腺癌时，我就知道这是中老年女性容易患的"花园型"乳腺癌，而不是那种会快速扩散、更为严重的类型。

我知道做肿瘤切除术和乳房切除术的存活率是相同的，也知道我想要的是哪一种治疗方法。但是，当我在得知诊断结果后五分钟内就回复说，我想要一个肿瘤切除术、腋窝淋巴结解剖、放射治疗和他莫昔芬[1]时，我的外科医生还是有些目瞪口呆。作为放射肿瘤科医生和临床肿瘤科医生，他同意了我的要求。这就是我所做的事情。当然，如果发现癌症已经扩散，就另当别论了。我所学的这些知识，在宿命般的那一天都用上了。

在生日后的第九天，我做了活检，隔天进行了肿瘤切除术。星期日早上我就回家了。两个星期后，我回到了工作岗位。

在整个治疗和康复过程中，只有两个情况曾令我措手不及。第一个是切除所有淋巴结对我的右臂造成的损害程度。手术后第十一个月，我的右臂——从肩膀、腋窝部位到肘部——仍然感觉麻木而且浮肿。之前的十个月里我所遭受的疼痛几乎都已经消失了，但是直到现在，右臂麻木和浮肿的症状仍持续着。这虽然不会给我造成太大的困扰，但我是一个右撇子。在休养期间，我不能做的两件事就是使用真空吸尘器和捣土豆泥。十一个月之后，我终于可以做这两件事了。我的手臂问题是整个康复过程中最令人沮丧和痛苦的部分。

第二个令我惊讶的是放射治疗的程度。我做了各种研究，确信自己会在六个月内每月只用接受两次治疗。所以，当我发现自己的放射治疗是每天一次，每星期五天从不间断，总共持

1　他莫昔芬（tamoxifen）也叫枸橼酸他莫昔芬，是一种选择性雌激素受体调节剂，广泛应用于乳腺癌防治。

续六个星期的时候，我毫无疑问地吃了一惊。不管怎样，这些治疗并没有影响到我。我每天早上八点去做放疗，然后从放疗室出发去上班。其间我从未耽误过一天的工作。

毋庸置疑，我写这封信的原因，是建议其他女性去做那些我做过的事，例如：二十多岁的时候，尽可能地找一位好的妇科医生，与其保持密切联系。我和我的妇科医生就已经认识三十二年了。在我确诊乳腺癌之前，他就对我的身体状况有着充分的了解，而且我每年都按他的规定去做乳房 X 光检查。我相信，每年都去看妇科医生并不是最重要的，每年都去看同一位妇科医生才是解决问题的关键。我在同一家诊所有三十二年的妇科记录，在同一家诊所做了十二年的乳房 X 光检查，所以当我真的需要拿着病历去找肿瘤内科医生时，对方可以轻而易举地找到我的检查记录，并且把它们放在一起比对。

正如我所说的那样，乳腺癌并没有让我感到心烦意乱。我像对待工作中接手的项目一样，对它展开"攻势"。我制定了化疗时间表、放射时间表等，并且按照计划执行。我没有时间去考虑癌症的问题，因为我太忙了。我把癌症视为一个新的业务项目，这对我很有用。但我非常确定的是，在办公室工作也极大地帮助了我的治疗。因为我没有时间思考其他事情。在同时工作和治疗的情况下，我的大脑没有时间去感到沮丧、担心或是抑郁。

　　故事的结尾，我想感谢在我治疗过程中给予帮助的两个人。首先是我的老板，他在我回归工作的第一天，就明确告诉我可以自主安排工作。如果我想要在一星期中的某一天卧床休息，就可以不用来上班。如果放疗让我感到恶心和乏力，没办法工作，就可以在家静养。如果我耽误了整整一个月的工作，老板也并不在意——他唯一关心的就是我是否能够恢复健康，击败这个被称为癌症的东西。我的老板对我照顾有加，为我减轻了肩上的沉重负担。

　　最后，也是最重要的，就是我丈夫。他比我大了二十岁，尽管他努力不表现出他的担忧，但我知道他十分重视我的病情。如果五十二岁的我去世了，而七十二岁的他还活着，这会让他感到很讽刺。四个月的时间里，我每次去做医疗检查都是由他开车接送。他还陪着我去做每一次放射治疗，甚至会送我去药房购买他莫昔芬。手术后，因为我身上还留着引流管，所以他会帮我洗澡。他为我做饭，打扫房间，从未离开过我。他对我的态度难能可贵，为我卸下了大部分的沉重负担。在我们俩的相处之中，从来没有因为所遇到的困难而沮丧过。

　　这两位男性是我能如此轻松度过乳腺癌治疗过程的原因。由于对癌症的充分了解以及周围的人提供的帮助，我的烦恼和负担也得到了减轻。我知道，在遇到同样情形的人之中，我是幸运的。我也知道，不是所有人都拥有这样的好运气。

 展望未来，我还会拥有许多快乐的日子。我并不关心乳腺癌是否会复发。虽然我知道，有 30% 患乳腺癌的女性会复发，但是我不会去纠结这个问题。如果癌症再一次降临，我就再一次投入战斗。我无所畏惧。

朱迪思·O.

西弗吉尼亚州贝克利

今年10月12日，我将会庆祝自己的九十六岁生日。

几年前，我去医生那里做常规检查。他在我的左乳房中发现了一个小小的肿块，我决定立即将其切除。医生很体贴，只是切除了肿块，而不是整个乳房。

他还给我开了他莫昔芬药片。三年来，我每天服用两次。药价开始上涨之后，我问医生是否可以停止服用这种药。他让我去医院检查。结果没有发现癌症的迹象。那是两年前的事情了。我如今很健康，并且对此非常感激。所以，我想我可以为其他人提供帮助。

对患有癌症的人致以最好的祝愿。

玛丽·M. 布里顿
伊利诺伊州拉格兰奇公园

帕蒂·安德鲁今年二十八岁。

在进行每月例行的自我检查时，我发现右乳房长了一个肿块。当天我就去看了妇科医生，并被告知要"观察它一段时间"。医生说，等我的月经期过了之后，它可能就会消失了。

在接下来漫长的十天里，我都希望自己在醒来之后，会发现这个肿块已经不见了（但它并没有消失）。我又去找了医生，他将我介绍给一名外科医生。外科医生为我进行了针吸活检，却没能成功抽出任何液体或细胞。他安排我在下一周进行活组织切片检查，但他向我保证，这个肿块只是肌瘤样囊肿而已。他说："对于你这个年龄的人来说，患上乳腺癌的概率极小。回家去吧，不用担心。"但是我掌握的知识告诉我，恶性肿瘤中通常不含有液体。在内心深处，我已经知道自己遇上了大麻烦。

外科医生在手术室对肿瘤做完活检之后，立刻就确信它是恶性的。病理医师会通过视觉测定对恶性肿瘤进行分级。我的肿瘤是Ⅲ/Ⅲ级（最严重的等级）。

在确诊之前，我一直在试图怀二胎，而且在计划做化疗的

036

那天发现自己怀孕了。我的医生认为，我在这种情况下怀孕至足月的风险极高。因为我的身体可能承受不了化学治疗，这样，我病情缓解的概率会变得很低。我还需要考虑到我有一个五岁的儿子和一个丈夫，他们俩都需要我。经过讨论，我决定结束怀孕。

终止妊娠的那天，是我一生难忘的悲伤日子。

因为我的肿瘤很小（仅1厘米），并且边缘没有任何癌细胞，所以我可以选择肿瘤切除术，然后接受六个月的化学治疗，随后再配合放射治疗。每个月前两周的疗程中，我都会同时使用三种化疗药物。第一轮化疗并不算太糟糕，虽然我的医生提醒我说，之后的治疗会变得愈发困难。他还告诉我，也许在下周之内，我会迅速脱发。在那次会诊的大约七天之后，我就完全秃顶了。这真的让人心碎而且倍感沮丧。

12月的时候，我由于白细胞减少症住进了医院（化学药物破坏了我大部分白细胞并引发了全身感染）。从医院回到家的第六天，我年仅二十九岁的哥哥由于艾滋病而离开了人世。哥哥和我非常亲密，陪伴我度过了整个童年。看着他受尽磨难，体重下降到不足80磅，是我此前从未体验过的艰难经历。他离开后，我每一天都感谢上帝，因为他在天堂不会再感到痛苦，但我又无比想念他。在这段时间，我身心俱疲到了极点。

我于第二年3月结束了化疗疗程。在患了一场肺炎之后，我的医生决定放弃最后一轮化学治疗，因为我的身体真的无法承受更多的"毒药"了。于是，我从4月开始接受放射治疗。我需要做三十次放疗，每周五天，持续六周。接着，我必须去更大的机构接受八种瘤床加量治疗[1]。

5月1日，我很确定自己又怀孕了。没有任何身体上的迹象，只是我的直觉而已。我真的觉得很幸福。但是，喜悦再一次转瞬即逝。我在五天内看过五位不同的医生，而且我没有找到任何研究证据表明，在化疗后一个月之内怀孕，会产生多大危险（医生强烈建议女性在完成化疗两年之后再怀孕）。我当时正在使用血液稀释剂（用于医生施用化疗药物的心脏导管），这会导致胎儿产生严重的先天性缺陷。而且我还接受了放射治疗。当然，我们主要关心的问题是癌症是否会复发，因为怀孕和乳腺癌一样是受激素调节的。在讨论了我的情况之后，医生敦促我再次终止妊娠，因为这实在是太冒险了。

6月1日，我再一次终止了妊娠。和从前一样的情绪卷土重来——痛苦，难过，悲哀。但最重要的是，我很愤怒。为什么这种事会发生在我身上？我真的罪大恶极到需要承受这种心碎吗？我被生命中的所有悲伤所淹没。上帝这次让我失望了。我们都说，上帝永远不会让我们经历超出承受范围的事情，但

---

1 指在全乳腺照射放疗的基础上，对瘤床进一步补量放疗，以降低局部复发率。

是我觉得自己是这一规则的例外。我真的好疲惫。

　　是家人和朋友的关爱，让我看到了生命是值得去珍惜的。过去的一年对我们来说是一场噩梦，但是我在过去的一年中学到了一件事：只要我们彼此陪伴，我们就都能在生命的博弈中活下来。

　　致以爱意。

帕蒂·安德鲁

俄亥俄州费尔菲尔德

　　我在 1968 年 7 月（二十五年前）的一次例行体检中被诊断出患有乳腺癌。当时几乎没有人谈论乳腺癌，也没有互助小组，至少在新罕布什尔州没有。我认识的人当中只有两名乳腺癌患者，可是她们都已经去世了。我的孩子们还年幼，所以我很害怕。尽管专家们为我做了很多检查，我也知道自己的身体有问题，但我仍然感觉不到任何异样。

　　商议之后，外科医生决定在我处于麻醉状态时进行活检，如果活检结果显示存在癌症，他们将会切除我的乳房。就这样，我进行了根治性乳房切除术，但是之后既没有做化疗也没有做放疗。我很快就恢复了身体状态，然后回到之前任教的高中工作。接下来的十五年里，我在那里教书直至退休。

　　任何一场癌症的发作，都会使人意识到生活是多么危险莫测。在经历过癌症之后，每一天对我来说都变得无比珍贵，因为这意味着我又和家人共度了二十四小时。夕阳，苹果花散发的香气，还有与朋友共进的午餐，这些我曾经轻视的事物，如今却显得弥足珍贵。我不再为琐事困扰，而是将这些鸡零狗碎的烦恼抛在一边。在教室里，我也遵循相同的哲学，并且赢得了学生对我的尊重和喜爱。我没有再出现生气或者失控的情况。面对顽劣的学生，我也可以冷静地对待并且尝试理解对方（因为孩子也可能有心理上的"癌症"）。

回望过去，我很清楚，虽然自己在那段时期感到很痛苦，但是罹患乳腺癌的经历确实让我的生活更加充实了。从那时起，我就开始珍视家庭和友谊，并且从此获得了心灵的平静。我感谢上帝给我带来了美好的生活——一份回报颇丰的事业，一段持续五十年的婚姻，四个了不起的孩子，十个出色的孙子，可爱的兄弟姐妹以及姻亲，甚至连我的猫都如此惹人爱。

在经历乳腺癌之后，我拥有了新的生活。

阿尔玛·L. 谨启
新罕布什尔州曼彻斯特

　　琼·梅纳德在三年前写这封信时已经四十四岁了。她曾在密歇根州的一所医院担任医学技术员。她所患的是原发于一个 5 毫米病变处的导管原位癌[1]，"我很幸运"。

　　我曾经有一段时间很难接受将自己视为"乳腺癌幸存者"的观点。我觉得"幸存者"这一概念被滥用了，就像是"范式""赋权""缩编"这样的流行语，由于过度使用而失去了影响力。而且我认为，在任何情况下的"幸存者"一词，在某种程度上都意味着，对有某种经历的个人表达尊重或特殊对待。实际上，我觉得我们每天醒来都算是某种幸存者。如果不是乳腺癌，也有可能是事故、高龄、贫困、失业或其他疾病。我不想因为我在危机中或者一生中的表现，而被挑选出来成为榜样或者受到称赞。在任何情况下，乳腺癌幸存者的行为与其他情况下的幸存者是相同的。能够帮助我的事情和帮助其他幸存者

1　导管原位癌（ductal carcinoma in situ，DCIS），是一种局限在乳腺导管内，癌细胞未出现扩散的早期恶性肿瘤。

的事情也是一样的。

　　毫无疑问的是，癌症往往会强化生活的精神和宗教方面。大部分审慎之人在感到死亡即将来临的时候，会倾向于想要面面俱到，而我也不例外。作为"重新信奉"天主教的教徒，我曾经有去教堂的习惯，但又想在周末补补觉，在生活暗淡无光时，更想放弃这种习惯。

　　我突然发现自己对此很在意。我会在工作间隙前往医院的教堂。我想要逃离对癌症的恐惧。我知道，自己必须出于正确的理由，做出正确的决定，从而完成我的个人计划，而那种恐惧可能会破坏这一点。

　　我的短期目标是8月去美国西部度假；中期目标是让儿子嫁给我中意的女孩（哎呀！其实是他中意的啦）；长期目标是至少能享受退休后的十个好年头，与丈夫迈克一起度过，并且不再受到工作或疾病的干扰。有时，我却只想哭泣。人们开始主动来为我祈祷。我母亲的俱乐部里的朋友，她参加的健美操队，还有修道院的修女，都来为我送上他们的祈祷。他们是一群经验丰富的祈祷者！我能感觉到自己的精神能量在逐渐积累。

　　现在，我与同事变得更亲近了。我知道，与刚刚收到坏消息的人交谈，是多么令人尴尬的一件事。我的同事的处理方式很恰当。他们说他们听到了消息，不知道应该说什么，于是开始问我问题。通过谈论患癌这件事，我得以变得更加客观和理性，也希望在这一过程中为人们"上了一堂课"。我曾经认为，同事有时候只是"工作伙伴"而已，但后来我发现，这些同事很多都是最真挚的朋友，也让我的内心感到充实。

你必须想要活下去。那些令人讨厌的我行我素、随心所欲的人，反而很可能会成为（在患癌时）获取控制权并且最终活下去的人。我敢打包票，我的母亲从来没有意识到，小时候的我身上那些令她头疼的特点，在我患癌期间竟然成为最珍贵的品质！

当出现问题时，尽可能多地进行自我教育，提出问题并把它们写下来。如果你当时忘记询问答案，请在事后打电话。询问在什么地方可以获取关于你状况的更多信息。获取第二和第三诊疗意见。询问别人在你所遇到的情况下都做了什么。倾听内心的声音并听从于你的直觉。你比其他人更了解自己。不要心存侥幸。"倒霉事总会发生。"就像他们所说的那样，甚至最好的医生和医院也可能忽略或忘记一些事情。你必须要控制自己的处境。不要让任何人说服你去做让你感到不舒服的事情。

想哭的时候随时都可以哭。你可能会因为一些奇怪的事情而哭泣。以我为例，那天我游完泳，准备穿上衣服参加基督教青年会（YMCA）的时候，终于意识到这将会是我穿胸罩的最后一周。我每天有一大部分时间都在哭。这并不意味着你做出了错误的决定，这仅仅表示你感到难过而已。

在大多数情况下，准备手术在某种程度上就像准备运动比赛。以我为例，我会多游几圈泳，慢慢减少吸烟的量，然后在两次手术之前的几天不抽烟，这样手术期间的充氧量就可以达到最大。

寻求你能找到的最好的医生、外科医生和麻醉师。你是在将自己的生命托付给他们；而在你这样做之前，你必须信任他们，并且对他们的能力抱有信心。我对"麻醉"的偏执超过了我对"坐飞机"的偏执。我对我的外科医生深信不疑。他并不知道，当他被邀请担任危重病例的外科医生时，我其实经常负责为他的患者提供交叉匹配的血液和血液制品。多年以来，我都知道他做手术的病人失血量是最少的。他的动作也很迅速，病人也没有再回到手术室进行二次修复。我还知道他很镇定，这会反过来使周围的人也变得平静。当我与他会面时，他很耐心、礼貌地回答了我的问题。他并没有把意见强加给我，也没有质疑我的决定。由于我的家族中可能存在一些与麻醉有关的问题，我向他表达了我的担忧和焦虑，并请他选择最能应付那些无法预料的问题的麻醉师。这对我来说需要很大的信任！在此期间，我四处奔波，搜集母亲的麻醉记录以及我自己的麻醉记录。外科医生和麻醉师都尊重我的顾虑，并将其视为有效的意见。与人交谈，如果你感到害怕，请告诉他们。人们会理解的。

如果你愿意的话，请祈祷、冥想或做放松练习。阅读那些遭遇困境之人的励志故事，不要待在消极的人或事情周围。在治疗过程中，你自己就会产生足够多的负面情绪了。

做一些让自己感到舒适的事情。就我而言，我会去卡布奇诺咖啡馆喝一杯加了搅打奶油和巧克力碎的摩卡咖啡。假如一个人快要死了，哪儿还会担心胆固醇呢？我会带着一本书，然后独自在角落里阅读。咖啡馆的店长和店员总是能传递出一种积极的能量（当一个人快要死了，在这方面也会成为专家），而且咖啡因带来的快感会让我精神十足。

做完乳房切除术的康复时期，我每周都会去咖啡馆几次。事实上，我从医院回家的那天，迈克就从咖啡馆给我带来了摩卡咖啡，因为他知道这会让我感觉良好。我认为，咖啡馆为我的康复贡献了力量！

运动。一旦你从医生那里得到批准，请尽可能地去做点儿运动。哪怕多一点儿内啡肽，也可以发挥很大作用。手术后不足两周时，我得到医生的允许，每天都可以游几圈泳。起初，游起泳来并不是很美观，但是每天都在变得更好。在三到四周内，我感染的一侧基本上恢复了百分之百的活动能力。我也正好不再需要摩卡咖啡了！

寻求能够给予帮助的想法，这样可以促使你做出决定。寻找处于类似情况的人，并且获得她们的意见。请记住，在这些情况中，通常不存在正确或错误的决定。这是乳腺癌最好的地方，也是最坏的地方。有时候，你只是希望别人告诉你该怎么做而已。你了解你自己，也知道什么对你管用。我的医生曾推荐我接受肿瘤切除术以及放射治疗，但在我看来，鉴于我的家族史和各种其他因素，乳房切除术其实更适合一些。但是，我不会自以为是地说，我的决定对同一情况下的其他人来说是最好的选择。不要仓促地去做任何事情。在大多数情况下，从发现肿块到进行手术／放疗，中间会间隔数周甚至数月的时间。

如果事情没有按照你期待的方式发展，请不要害怕改变现状。如果我没有处理原来的肿块，没有找人去做抽吸手术，结果可能就会大不相同。不知为何，这一问题由于肿块钙化而被忽略了。伸出对他人的援助之手。我觉得自己应该感激所做的祈祷以及得到的帮助，而且我正在尽力偿还。

努力生活，享受每一天。我一直都这么做，而疾病并没有改变我的看法。做完乳房切除术的那天，我在手术后醒来，傍晚时分，我从医院房间的窗户看到了日落。感谢上帝，让我有机会看到这一景致。失去乳房并不会使太阳停止升起或落下。

爱你的家人。帮助他们了解情况。在某种程度上，他们也会害怕。上帝保佑，迈克带给我一本《乳房圣经》（*Dr. Susan Love's Breast Book*），并以他的方式支持我。当我哭泣时，他陪伴着我；当我需要空间时，他会保持距离。他爱我，尽管在做了乳房切除术、剖腹产以及阑尾切除术之后，我的身体已经千疮百孔了。到了我这个年龄，我觉得自己从背后会比从正面看更好一些。

我感谢上帝，因为我十五岁的儿子在人生这一阶段，能有机会像他的所有同龄人一样对待他的母亲。这有助于让人回归现实。我知道他也有恐惧，也知道他在为我祈祷并且深爱着我，即使他很难对我说出口。对于他来说不幸的是，我应该还会陪伴他很长时间，继续成为他生活中的"痛苦之源"！

因为我觉我已经为自己做了一切，而当我不能做到时，我就选择相信。这是我与自己的和解。除了换衣服的时候，我不会常常想着要添一对乳房。我把乳房当作老朋友，但我会继续生活下去。我不会回头，也不会担心未来。如果乳腺癌复发或是出现其他癌症，那就让它们来吧。我相信我会尽己所能，和这次一样。

我没有拒绝接受现实。我选择拥抱生活。

琼·梅纳德

密歇根州哈斯莱特

　　我是一名四十一岁的非洲裔美国女性。1990 年 8 月，我和我母亲跟着她所在的公司一起搬到了得克萨斯州欧文市。1991 年 9 月，我被诊断出患有乳腺癌；1994 年 5 月再次确诊。两次确诊之后，我都做了乳腺癌改良根治术，而且两次我都很幸运，因为并不需要做化疗或者放疗。

　　至于心情，我仍然觉得自己像是在坐过山车。有些日子是在上坡，有些日子又是在下坡。我想，对我来说最糟糕的事情，莫过于不得不放慢生活节奏，并且意识到自己再也无法像过去那样高效地工作。我正在大量阅读有关预防乳腺癌的创新方法的文章，坚持吃素，并且服用天然健康食品中的维生素、矿物质、抗氧化剂和草药作为补充剂。我每周有三天会锻炼身体，每次锻炼三十分钟；每周冥想两次，通过安静地呼吸来减少压力。我会收听谈话类、自助类和有新闻价值的广播节目，并且阅读更多幽默的书籍。

　　总的来说，我在全身心地生活和学习。未来我计划在公园健步走，尽量少苛求自己，如果有可能的话，再回到大学完成学位。我会创作出更营养的餐食，去得克萨斯当地的海滩漫步。

当然了，我还会每周买一美元的得克萨斯州彩票。

就这样朴素而简单，尽力地去享受生活！

迈拉·G. 谨启

得克萨斯州欧文

路易斯·乔伊·加布里埃尔是一位乳腺癌活动家，现居住于佛蒙特州安德希尔。这封信是她写给她的"网友"苏珊的。

苏珊给我发了一篇有关她的文章的副本。这篇文章刊登在她居住地的地方小报上，讲述了她患乳腺癌的个人经历以及她战胜这种疾病的决心。文章发表后不久，苏珊的癌症复发了。她给我写信说自己很沮丧，而且觉得自己很失败。这是我给她的回信的副本。在某些人看来，这封信所讲述的内容可能有些阴暗，但是就如同你所知道的那样，罹患乳腺癌之后的生活不止一种模样。有些日子是非常黑暗和困难的，而另一些日子则是充满欢乐和光明的。所有的事情，对于患有乳腺癌的女性来说，都是非常真实的，并且充满了有待发现的礼物和真正的奇迹。

亲爱的苏珊，

在读你的故事时，我哭了。你和我的生活有许多相似之处——挚爱的丈夫，宠爱的孩子，支持的朋友。我们非常幸运。

当你谈到患乳腺癌前的生活时，我的心都要碎了。你说的那句"那曾是一段美好的生活"也是我想说的话。当我回想起患癌前的生活时，也会感到悲伤。我也曾拥有"美好的生活"，充满着上天馈赠的礼物。然后有一天，我走进了医生的办公室，然后仿佛被一辆火车迎面撞击。如今，我永远被改变了。尽管在很多日子里，我觉得自己比患癌前更具有生命力，对生命的认识也更深刻，但我仍然对此怀着深深的悲痛和忧伤。我认为它永远不会消失。

我后来并没有复发，所以我没有办法真正地设身处地。但是我确实知道，这种疾病与我们所有人都息息相关。我想，我能理解你为什么觉得自己很失败。这种感觉与癌症无关，而是与"女性必须是完美的"这种陈旧观念有关。我们内心深处仍然相信这一点。所以，我们受到这种诅咒的折磨，甚至努力成为最完美的乳腺癌患者！即使我们的生命受到威胁，我们仍然认为自己永远不能犯错，永远不能动摇。

事实上，战胜癌症从一开始就不是你的责任。它一直都是政府和医学研究机构的任务，但是许多年以来，他们一直都没能完成。

你知道，我很难接受"战胜癌症"的这种说法。当人们说"你可以战胜这个东西"的时候，我完全明白他们的意思，但这会给本来就有沉重负担的我们带来更多压力。打败癌症的责任应该归属于它本该在的地方——有能力做到这一点的人。我不知道华盛顿（美国政府）是否有人意识到这一点！在我心中，其实有个暴怒着挥舞拳头的小人儿。我想说：应该是你们来打败这该死的癌症！应该是你们来找到预防这种疾病的方法。你们这些国会的人，美国国立卫生研究院（NIH）的人！你们享受着我们交的税！也理应完成你们的工作。我有一个十岁的孩子，想要将他养育成一个有爱心、有道德感的公民，可是只有上帝知道我是否还有足够的时间去做这件事！但是，至少我在做我的工作！有时我挥舞拳头，是因为我知道自己是正确的，可是有时我挥舞拳头，只是因为我感到了无助。

上帝啊，苏珊，看看我们的世界吧。这一边，演员和运动员工作几个月就能赚数百万美元。而另外一边，却有孩子被饿死。每个星期都有将近一千个人因为乳腺癌失去他们的母亲。在我们所生活的地方，政府没有将治疗癌症列为国家优先事项，却热衷于发展棒球运动！这个国家的理智在哪里？

我已经四十六岁了，目睹了无数女性因乳腺癌而死。我还记得小时候，某一天我发现母亲正在哭泣。我问她发生了什么事，她告诉我，她的朋友得了癌症，医生不得不切除她的乳房。我还记得，当时的我一想到切除乳房的事情真的会发生，差点儿被吓破了胆。我猜想母亲肯定看到了我难过的表情，因为她很快擦干了眼泪，笑着对我说："没关系的，等到你长大呀，这种疾病就会被治愈了。"我知道，当时的她也是这样相信的。那是 20 世纪 50 年代；未来是光明且充满希望的。现在，我已经切除了两只乳房，我不知道母亲是否还记得那天。我们从未谈论过这个话题。我怕如果我提醒她的话，她会很伤心。因为她知道，她曾向我许下了一个未能兑现的承诺。

苏珊，如果你直视你的内心，你会知道自己并不是失败者。你那么坚强、聪明，并且拥有关爱他人的精神。当你站起来发声的时候，就是在与他人分享这种精神。我以你为荣。

愿上帝的平和能治愈你。

爱你的 路易斯

　　我当了一辈子的农妇，有五个孩子。到了最小的孩子上幼儿园时，我在家附近的农具公司上班。这让我有可能在午餐时间回家，为家里的六七个人准备午餐。由于我们是农民，所以午餐必须要量大且扛饿。

　　1977年3月，我去医院做检查，向医生提到我的左乳房下方有红色斑点。他把我介绍到外科医生那里，后者认为这是某种形式的皮肤癌，并计划做手术切除。医生在星期二为我做了手术，星期三便发现它是恶性的，并计划在星期四进行乳房切除术。癌细胞几乎遍布他们所切除的所有淋巴结。医生给我做了放疗，这影响了我的喉咙，使我无法吞咽食物，所以喝了好几个星期的奶昔。我的手臂也被烧伤了。我立刻就开始了锻炼计划，但手臂无法向上伸或者向后摆。放疗结束后，我又进行了长达两年的化疗。

　　我的生存概率并不是很高。

　　一年之后，在1978年2月，我丈夫开完校车回家后，突发心脏病而亡。当时我们受雇于两名年迈的女性，耕种着600

英亩[1]土地。我决定在一名值得信赖的雇员和我的儿子们的帮助下，继续为她们种植。我本来从未计划过和别人约会或者再婚，但计划赶不上变化。1981年6月，我再婚了，又有了四个女儿和十个外孙（女）。我们会在感恩节和圣诞节聚在一起吃大餐。

我的左臂仍然比我的右臂粗很多，而且仍然无法向上或向后伸展，但是没人注意到这一点。

我很高兴自己能活着。

伊夫林·G.

印第安纳州罗斯维尔

---

1 约243公顷。

感谢你提供这次机会让我讲述自己的故事。我的名字叫凯茜·乔·戈夫。我已经与我的丈夫道格结婚二十一年了，有一个十二岁的女儿，瑞安·乔。我今年四十岁，患有乳腺癌。以下是我患乳腺癌的经历：

1992 年 3 月 25 日，也就是我三十九岁生日的那天，我去做了第一次乳房 X 光检查。没有任何问题。反馈结果一切正常。我对此并未感到惊讶。我从未得过任何妇科疾病。没有癌症家族史。饮食正常。没有超重。大约十四年以来都没有进行节育。我在二十八岁的时候生了女儿，并且用母乳喂养她。我自出生以来只住过一次医院，就是在生瑞安·乔的时候。

时间快进到 1992 年 10 月。我在洗澡时进行自我检查，结果在左乳房的左侧发现了一个大肿块。它是从哪里来的？上周明明没有的。在接下来的两周里，我去找了我的主治医师和外科医生，进行了另一次乳房 X 光检查和穿刺活检。请注意，这个肿块可不是豌豆大小，而是可以用手握住的大小。不过我依旧没有太担心。我觉得医生很专业，应该不会有什么大问题。

换句话说，我没有担心自己会因为这个肿块而患病。1992年11月2日，我做了活检。收到了坏消息，是癌症。第二周的周一，也就是11月9日，我接受了左乳房切除手术。医生切除了一个直径3.8厘米的肿块，以及二十二个淋巴结，其中有十二个是有癌变的。在短短八个月的时间里，我的生活永远改变了。

我难过吗？一点也不！我还活着！！！

下一步："化学疗法"。我的丈夫、姐姐琳达和我约见了一名肿瘤科医生，从他那里得知了我的化疗方案。医生为我选择了非常激进的化学疗法，主要是基于以下几个因素：我的年龄较小，健康状况良好（癌症除外），以及这个癌症的侵入性较强，癌细胞已经转移到许多个淋巴结之中。我的态度是："任何需要我做的事，我都会去做。"

1992年12月3日，我进行了第一次化疗。我在圣诞节前一周出去购物，发现自己已经开始掉头发了。那个周末，丈夫帮我剃了头。我并不是一个虚荣的人，但那是我第一次掉眼泪。没有头发比没有乳房更糟糕，因为人们只要看到我，就知道我出了点问题。我不想让任何人为我感到惋惜。

假发让我很烦心，所以我开始戴围巾和帽子。（天哪，我真的讨厌帽子！）也就是这个时候，我意识到有些人在我周围时会感到不舒服。和我一起工作的人（男人多于女人）并不是很想见到我，因为我的存在会一直提醒着他们：每个人都是脆弱的。为了做化学治疗，我休了六个月的假。我在生病、疲倦、秃头和肥胖中度过了这六个月。是的，肥胖！在化疗期间，我的体重增加了 25 磅。这真令人沮丧。我的最后一次化疗是在 5 月 10 日。这简直是过节！！

我已经慢慢开始减肥了（对我来说还不够快）。我的头发变成了卷发（以前像木板一样笔直）。我的头发以前真的是这种灰色吗？感谢上天，让我拥有了这个发色！甚至连我的睫毛也比以前更长了。当我的头发长到约 1 英寸[1] 时，就恢复了以前的黑褐色，所以我迈出了跨越性的一步——不再戴帽子。当然了，我吸引了一些外人的目光，但我并不介意。到目前为止，我做到了，人们脸上的一些有趣的表情也不再困扰我了。

所以，这就是我的故事。我相信，它与其他患者的故事并无不同。通过这些经历，我学到了多么美好的一课。放慢脚步，尽情享受生活，多爱自己的家人。他们是如此的特别。没有他们的话，我觉得自己不会那么坚强。有一天晚上，我的丈夫告诉我，我是他见过的最勇敢的人。我对他说，这与勇敢无关，我只是想要活下去，并且变成我能成为的最好的人。

1　约 2.54 厘米。

　　我希望我的故事可以给其他人带来希望。乳腺癌并不是死刑。我们会活下去的！

爱你的 凯茜·乔·戈夫

加利福尼亚州纽伯里公园

我刚刚从一场医疗事故诉讼中抽身。我所起诉的放射科医生，在我做乳腺癌手术之前的四年里一直是我的主治医师。由于我接受了庭外和解，所以现在可以不受限制地说明案件的情况了。我选择不再上诉。

这位医生在长达两年的时间里，都对我的病情做出了错误的判断。先前的乳房手术在我的胸部留下了疤痕，而其中一个乳房在我观察的过程中发生了变化——乳房正在增厚。放射科医生告诉我，癌细胞并不会在疤痕组织中生长，"所以别担心"。当然，她错了。在审前听证会上，我的律师问她，初次发现乳房组织增厚时，为什么没有要求我做活检。这位医生的回答始终在我耳边萦绕："我们无法对所有人进行活检……这样的话，我们就会有做不完的活检了。许多活检都是不必要的。"

这位医生曾经像上帝那样左右我的生命。我是真的很希望自己没有问题。但是当专家看着我的 X 光照片时，他们清楚我内心的恐惧。她不应该让我在 1991 年才做活检，而应该早在 1989 年就将我送去做活检！

经过这件事，我获得了以下经验：

女性如果发现一丝丝有关问题的迹象，就应该去让不止一位医生帮她们看 X 光照片。

女性应该倾听她们的内心想法。1989 年，当我质疑医生的判断时，她让我觉得自己是反应过度了。她告诉我，我必须对她有信心。我没有跟随内心的感觉，这是我所犯的错误。但是，当一位受人尊敬的医生让你不要担心，还对你说"你没事，一年后再回来复查吧"的时候，你走出办公室，心情就如同飘在云端。

活检——活检——活检：这是能真正辨别你的肿块是否为恶性肿瘤的唯一方法。

我的故事还没有结束。我和丈夫都像雪鸟一样。今年 11 月到达佛罗里达州时，我去拜访了我敬重的外科医生。我患有乳腺囊肿，他在我剩下的乳房中发现了很多肿块，他对其中的两个进行了活检。他理解了我对剩下的那个乳房复发癌症的各种担忧。他问我，如果对剩下的乳房进行简单的乳房切除术，我会有什么样的想法。因为他需要对乳房进行两次活检，切除完成后，乳房组织将会所剩无几了。我觉得这样做对我来说是最为正确的。

好吧，好消息——肿块是良性的。不过，我还是听从了内心的声音，所以现在我没有任何乳房了。

　　但是，我很平静。

埃伦·B. 谨启

佛罗里达州德拉海滩

1967年12月，我在左侧乳房中发现了一个肿块。我当时三十岁。

这让我又害怕又沮丧。我去看了医生之后，得知需要进行活检。他告诉我，如果肿块是恶性的，我的乳房就必须得切除。我有两个儿子，大卫七岁，丹尼十三岁。我不希望毁掉他们的圣诞节假期，所以我向医生请求，等到圣诞节之后再做活检。尽管这有悖于他的理智判断，但他最终还是同意了。

我在1968年1月9日完成了活检。报告显示为阳性。医生让我回到手术室，并切除了我的乳房。我没有接受任何后续治疗。

一年零三个月后，我复发了。我以为，我肯定永远看不到自己的小孩长大了。我向上帝祈祷能够活下去，抚养他们长大成人。我的丈夫一直陪在我身边。在我无法入睡的夜晚，他会紧紧抱着我，告诉我一切都会好起来的。正是他对我的爱，让我有了不断战斗的力量和勇气。

医生切除了我的卵巢，为我做了一系列的放射治疗。他们说，我只有一年的寿命。

瞧，如今已经过去二十五年了！在上帝的帮助下，我打败了癌症！我看着我的孩子们长大并且幸福地步入婚姻殿堂。我是一名美容师，而且至今仍在工作。

我的性命得以保全。我祈祷着，人类能找到治愈癌症的方法，每位患有乳腺癌的女性都可以像我一样幸运。

内尔·哈维尔 谨启

亚拉巴马州阿拉伯

1963 年，我三十二岁，结婚十三载，是四个孩子的母亲。他们那时分别是两岁半、四岁、八岁和十二岁。我在乳房里发现了一个肿块，并且做了活检。几天后，我拆除了缝线，并没有收到任何报告。我们都觉得一切没问题了。然而，没过两天，我接到了一通令人震惊的来电。医生想要和我以及我的丈夫谈话。我们知道有些事情必然会发生。

医生告诉我，我需要进行根治性手术。有一段时间，我失去了对生活的希望。但是后来，医生告诉我们，我的生存概率是 50%。当我听到这个消息时，我开始坚信一个事实，即我的生存概率和死亡概率是一样高的。因此我下定了决心，准备对付这种疾病。

能够看着孩子们长大、参加学校活动、经历青春期，以及能够筹划和参加这四个孩子的婚礼，是上天赐予我的重要"特权"。如今，我和丈夫继续过着美好的生活。而我毕生的梦想——成为一名艺术家，已经变为了现实。

1983 年，我认为，如果我能恢复更加"正常"的身体，并且进行乳房重建，会是一个不错的选择。是的，我采用了具有争议性的道康宁（Dow Coming）硅胶植入物。我没有任何不良反应，而且对抚摸它的触感非常满意（就像我自己的乳房一样）。当我听到关于这项手术的负面报道时，也会感到担忧和焦虑。我的医生告诉我，植入手术完成后出现问题的概率是2%。对于这2%的女性，我为她们的不愉快经历而感到抱歉，也向她们表示敬意——希望剩下98%的人能像我一样顺利。

　　至于我自己，我感到非常幸福。

简·M.格林 谨启

堪萨斯州蒙德里奇

安妮·基希海默如今四十三岁，是一位艺术家。这封信写于她的治疗快要结束的时候。

被诊断出乳腺癌，然后接受手术、放疗和化疗，是一次精神和肉体的双重壮举，就像是参加了一场令人筋疲力尽的运动比赛一样。再做一个月的化疗，我就可以撞向终点的红丝带了。虽然没有人群在那里为我欢呼，也不会有评委用花冠为我加冕，但我依旧觉得自己是个冠军，将会与我的朋友和家人分享这份荣耀。他们是我的教练，我的粉丝俱乐部，也是我的训练官。当我说我无法再忍受时，当我想放弃时，他们会以爱的方式推着我前进。

这些想法经常出现在我的脑海里，尤其是在化疗时。我所保存的那些日记可以证明这一点。

做完化疗三天之后，室外温度已经达到零下四度，足以让任何普通人都无法忍受。最要命的是，我的肚子里好像坠着一个保龄球这么大的铅球。在严寒天气和剧烈胃痛的双重夹击下，我真不知道自己怎么才能撑过这段时间。

在 7 月中旬的例行妇科检查中，我发现了一个肿块，开启了一次需要足够毅力才能完成的冒险之旅。

我把身上的每盎司能量都用来为自己的健康而奋斗，以及照顾我的两个年幼的儿子。在放射治疗期间，我永远无法弄清楚那种刻骨铭心的疲惫，是源于治疗本身，还是由于约瑟夫和肯尼太好动了。

我周围的人可以帮助我照顾孩子，而那些和我一样等待着每日放疗的女性，则让我得到了足够的理解。当机器出现故障时，等待时间将会持续好几个小时，我们总是会在一起聊天。我们会相互体谅彼此的疲惫感，以及化疗带来的皮肤刺激，也会自嘲对体味的担忧，因为没有办法剃刮腋毛，也不能使用体香剂。我们会谈到，放疗相对于化疗而言是多么轻松。对我来说，她们就像一个癌症互助小组。她们提高了我的士气，也能够理解我在经历治疗、离婚、搬家的同时，还要照顾两个小孩，这样的生活是多么的不容易。

我没有将这件事写在日记中，但是我可以清楚地记得，我得到第一条坏消息时，是 8 月里一个阳光明媚的日子。本以为是假性囊肿，实验室结果却证明是恶性肿瘤。挂断电话后，我流下了眼泪。我想到了电影《母女情深》(*Terms of*

Endearment），以及垂死的母亲与自己年幼的孩子们诀别。

我在接下来一个月里的心态只能用"麻木"来形容。这期间充斥着拜访医生、做活检、淋巴结手术、出结果、第二诊疗意见和待做出决定的各种事情。艾伦、我妹妹、我母亲和我亲密的朋友，陪伴着我走过了这个"医学迷宫"。当我哭泣的时候，当我因为麻木而不愿倾听时，他们成了我的耳朵，向我转达医生的意见。

其中的跌宕起伏让人痛苦万分。乳腺外科医生以她特有的积极乐观的方式告诉我："这是个小肿瘤，你甚至可能不需要放射治疗。"而下一个电话却说：坏消息是，我们切除的十三个淋巴结中有两个可以治愈，剩余的十一个需要化学治疗以及放射治疗。

"好消息是，你不需要进行乳房切除术。"

我们都有各自需要经历的地狱。男人要经历战争。比如，越南肯定就是个地狱般的战场。这个世界上没有人能够幸运地躲过某种形式的地狱。

上帝啊……我该怎么办？如今的我，独自带着一个六岁的孩子和一个三岁的孩子生活，我必须经历这个过程。

问题是："这个过程"要持续多久？

在开始做化学治疗之前，患者必须在一张表格上签名，表明自己了解有一定的微小风险患上白血病、肾脏或膀胱疾病。依旧存在另一个隐忧。

有时候我感觉自己不够强大。我需要面对的挑战是：在我感觉不安的时候，能够想出一些办法给两个小孩带来安全感。我的大儿子本能地承担了家庭中强壮男性的角色。这种有点专横和控制欲的新表现，对他在新学校和玩伴相处起到了负面影响。他那时只有七岁，本该像一个孩子那样，而不应背负着成年人的负担。

我的小儿子只要看到我的手或是手臂上的绷带，就会感到恐惧和沮丧。这些绷带是在静脉输注化疗期间努力寻找完好的血管的结果。儿科医生推荐他接受短期危机干预治疗。他只有三岁半。癌症是另一种家庭疾病。它会影响到每个人。我们所能做的就是坚持下去，我们每个人都尽力而为。

今天我感觉筋疲力尽。约瑟夫发高烧还呕吐，所以我通宵陪着他。到了半夜，肯尼也睡到了我的床上。我被挤在两个人的中间，一个人晕晕乎乎还发着烧，另一个人不断地咳嗽。我祈祷："请不要让我生病。"我感到自己就像实验动物一样，等待被实验性病毒摧毁。但今天，除了孩子、疾病、高烧这几件让我心力交瘁的事之外，我感觉还不错。

1月，我因化疗导致免疫力低下，患上了肺炎，住院一周。

　　我无法安下心睡觉。我整夜都在为我的两个男孩儿感到担心。如果我经常遇到健康危机，我应该如何提供他们所需的安全感和幸福感？对于我的健康，六岁的约瑟夫还能承受多少焦虑情绪呢？因为我无法使自己赶紧好起来，所以我的母亲身份反而像是个牢笼一样将他困住了。

　　乔[1]是个小小男子汉。昨晚，看到他不得不戴上围裙擦盘子的时候，我感觉心都要碎了。这个可怜的小家伙心里会怎么想呢？他担负了太多太多的责任，希望到了夏天，我可以变得健康而强壮，能够陪他们开心地玩耍。他们值得我这么做。为了两个男孩儿还有我自己，我祈祷能重获力量与健康。我现在不能离他们而去。他们需要我。尽管我的健康还是一团糟，但是当我在的时候，他们还是会有安全感。

无论周围有多少人陪伴和支持着我们，我们最终都将独自

1　约瑟夫的昵称。

面对疾病、接受治疗并遭遇对死亡的深层恐惧。我很快发现，"坚持一天算一天"不仅仅是戒酒者的座右铭。如果我一次不能坚持一天，那么我就每次坚持十五分钟。

即使我的体内潜伏着癌症，但我的身体在之前感觉良好，可是接受化学治疗之后，身体便感觉糟透了。每次等我感觉好一些了，又得进行下一轮化疗了。不得已将"毒药"注射进体内的感觉真是太恐怖了。总是有人问我预后结果如何。似乎新时代的人们都在问我，是否真的应该做化学治疗。我也不知道。没人知道答案。我想，这是一种凭借着信念的行为。我决定去进行化学治疗，但是结果如何却无从得知。我知道我没法获得保证。

生活是未知的——一天天地慢慢接受就好。

安

我是一名八十七岁的癌症幸存者，感谢上帝。

1963 年（三十年前！），我接受了切除左侧乳房的手术。在那之前，我的左臂就一直肿胀，乳房发硬而且体液流失。你可能想问，为什么我没有怀疑自己的身体出现了严重的问题？因为我太忙了！我的丈夫生病，我又在夜校教书，课程极其繁重。我的一位同事注意到我的胳膊肿了，坚持要我去看医生。当天医生就让我住院了，并帮我安排好第二天做手术。

我的左侧乳房和所有淋巴结均被切除。经过三十六次放射治疗后，情况有所改善。三个月后，医生建议我切除另一只乳房。我的康复时间持续了很久，直到今天我还承受着放疗灼伤的痛苦。但是，我的生活异常充实。我总是提醒自己，癌症可能会再次发作，所以我的每一天都要过得有价值。

我真的很幸运，我的孩子们已经成为优秀的公民；我得以照顾我的丈夫，陪伴他走过最后的日子——那是一段快乐的时光。我的教书生涯持续到了七十八岁，然后参与了"扫盲教育计划"（Literacy Program），并收获了多项嘉奖。

上帝也许不会治愈我们的疾病，但他从未放弃过我们。而且如果我们愿意尝试，他会给予我们继续生活直到最后的勇气。

玛丽·C. 谨启

印第安纳州印第安纳波利斯

没有人会选择患癌。我已经成为另一组统计数据了——每九名女性中就有一名被诊断出癌症。我也是一名已经治愈满一年的乳腺癌幸存者。我在第三次活检之后被诊断为非侵入性导管内腺癌。

当肿瘤科医生打电话告知我测试结果时，他所说的话语对我来说是完全陌生的。但是在二十四小时内，我成了一名乳腺癌"专家"，能够讨论这种癌症的类型和各种治疗形式。如果我不得不面对这一可怕的疾病，那么至少我在面对它时，已经掌握了非专业人士能获取的所有事实。我不得不做出选择，并且想要迅速做出选择。如果我要与它进行一生中最具挑战性的战斗，我想做好充分的准备。

我面临的选择有：什么都不做，做乳房肿瘤切除配合放射治疗，参加一个全国性的药物研究，或者进行全乳房切除。肿块周围的边缘很清晰，但是非常狭窄。活检中切除的肿块周围的组织太少，无法保证已切除所有癌细胞。因此，我不愿意什么都不做。当时我有一份全职工作，每周还有四个晚上在大学上课，没有足够的时间或者精力进行六周的放射治疗。而且，我所做的研究很快显示出，放射治疗具有一定的缺陷。

每个治疗方案都提供了不同的选择，使我不得不将优先考虑的事项放在适当的位置，然后做出最后的决定。全国性的研究项目使用的是他莫昔芬和放射治疗，因此，它看起来毫无疑问是适合我的。我想之后能继续使用他莫昔芬以给我安全感，治疗可能会转移到胸部之外的癌细胞，但是它只能在研究期间提供。我的生活如此充实和积极，所以我最终选择了接受乳房切除术。在其他人看来，这种选择有些"极端"，但是我却感到很安心，因为癌细胞已经消失了。

我并不会如此天真地以为，癌细胞不会离开原来的区域，然后入侵身体的其他区域或器官。没有人可以做出这一保证。然而，统计数据显示，对于非侵入性乳腺癌，选择乳房切除术这种治疗方式，能够拥有 99% 的成功率。那是一个很难被质疑的数据。

我知道乳房切除术并不适用于所有人。对面临相同选择的人，我所提供的建议是，尽可能地研究清楚然后再做决定。你所做出的决定，应该是你愿意承受的。我接受了现有最为激进的疗法。如果癌症复发，我知道我已经在自己的能力范围之内做到最好了。我不想回过头去再说："真希望自己能多做一些努力。"我尽了全力。做出决定之后，我就发誓不会后悔，会向前看。我已经打了一场漂亮的仗。

　　肿瘤科医生告诉我，在我仅剩的那个乳房中也存在同样的情况。如果我被诊断出乳腺癌，我知道这次将会有所不同，它不会从一个乳房转移到另一个乳房。我也知道，我可以活下来。我最终会决定像之前那样切除这只乳房。回顾过去，唯一的遗憾是，我没有将两只乳房同时切除。但是，我发现自己是一个非常坚强的人。我将直面生活带给我的一切，打好手里的这副牌。如果有人能够战胜这种异常可怕的疾病，我有信心成为那个人。

罗斯·弗兰克 谨启

新泽西州利文斯顿

　　我写这封信，是为了带给别人希望。今年是自纽约市纪念医院的杰罗姆·乌尔班医生为我彻底切除右乳房以来的第三十年，而我也才八十二岁。乌尔班医生不同意使用乳房植入物，因此我这么多年以来，都舒适地穿着胸罩假体。我坚持每年至少进行一次乳房检查，而且只有一侧乳房并没有带来其他的问题。真正拯救我生命的是早发现和早行动。以下是完全康复的三个步骤：1. 跑步（而不是走路）前往最近的乳房 X 光检查中心。2. 不要推迟必要的手术。3. 不要惊慌。想要克服这一困难，你需要希望、关爱还有照顾你的人。

　　致以亲切的问候。

贝莱·潘泽尔

佛罗里达州马尔盖特

　　我和丈夫完成了美妙的欧洲之旅，刚回到家没几天，就被现实迎面一击。我的妇科医生打电话来告诉我，我在出国前所做的乳房 X 光检查，显示出了一些异常情况。她建议我做一个活检，于是我平静地预约了第二周的活检。毕竟，癌症可能会发生在其他人身上，但不可能找上我。

　　冷冻切片并未显示恶性。在接下来的一周里，我反复诵念着："谢谢上帝。"然而，我这种逃过一劫的喜悦是短暂的。

　　一周后，我独自去外科医生那里拆线。也正是在那里，他给我带来了一个坏消息。永久切片显示，我患有导管内癌。

　　突然之间，我陷入了一个噩梦。我得了癌症！我得了乳腺癌！在接下来的几分钟里，我听到了乳房切除术、乳房重建手术、肿瘤科医生等各种术语……在那一刻，我不知道自己会生还是死，却做出了一个非常清醒的决定。我会以优雅、独特且充满尊严的姿态，来应对癌症这场考验。我下定决心，要像格蕾丝·凯利[1]那样冷静、镇定、泰然自若。出于某种原因，这对我来说非常重要。

我跟你说，在患癌之前，我不会为弄洒了牛奶而哭泣[2]，我会大喊！我总是四处巡逻，检查孩子们是否正确地将碗放进洗碗机；如果我的丈夫干活儿不够快，我会很容易发脾气；在购物排队时，我还会习惯性地去数前面那个人的购物篮里的商品数量。谢天谢地，癌症永远地改变了这一切。如今，我每天的生活节奏不再狂躁，而是变得更加柔和。而且在我的以身作则下，我们的家庭氛围也变得更加友善和温柔了。

即使我只是扮演了家庭主妇和母亲的角色（并不是任何形式的名人），我也想贡献一些重要的想法。尽早筛查出癌症，对于挽救生命是至关重要的。对于女性来说，拍摄乳房 X 光照片和做自我检查很关键，对于男性来说，做前列腺检查也很有必要。我的癌症就是发现得很早。虽然我最终决定切除乳房，但是从一开始，我的生存概率就很高。至于失去乳房这件事，对我来说确实没什么大不了的。这些年来，我的体重上涨了 30 磅或者 40 磅，我都丝毫不介意。因此，切除几磅的身体组织，也肯定不会让我感到沮丧。

1　美国好莱坞影星。
2　此处为谚语，指为过去的失败而懊恼。

最美妙的事情是，我还活着。此时此刻的我，已经没有癌症了（此处应有掌声）。我，无癌一身轻!

阿斯特丽德·M.

佛罗里达州水晶海滩

梅尔·克拉克在 1994 年 11 月寄出了这首诗。

我了解恐怖的滋味
　　它在黑夜中蔓延
　　寂寞突然袭来
　　就在你本以为自己"很好"时。

我记得愤怒的感觉
　　当我应该感到幸运的时候
　　当我爱的人已经竭尽全力
　　当我在镜中看到自己。

我身体里的女权主义者说：那又怎样！
我身体里的女人在一次次地哭泣。
我身体里的孩子希望生活恢复原状……

现在，黑色天鹅绒般的夜空中星星闪烁。

我流下的眼泪不是为了我自己，而是为了我的姐姐，

因为她的旅程还没有结束。

今天，我感到幸福……而美丽！

骄傲，反抗，

最后回归和平。

它会来的。

它会来的，亲爱的姐姐……

我知道。

梅尔·克拉克——1991年9月诊断为乳腺癌

下面这首诗于1995年11月创作完成。

再一次

癌症又回来了

但我仍然可以走路

跑步

和跳舞！

既然悲伤已经消失，

　　我仍然笑着

　　爱着

　　做着音乐。

我的世界崩溃了……这是第二次。

但我可以重新建造

　　重新学习

　　并继续前进

这一次，我毫不畏惧。

梅尔·克拉克

1995 年 7 月

　　被诊断出患有乳腺癌时，我三十三岁，怀着九个月的身孕。我在洗澡时发现了肿块。那时，我正在做乳房自检，并且通过按摩来刺激乳腺导管，为母乳喂养做准备。我的预产期是 7 月 28 日，因为这将会是我的最后一个孩子，所以我第一次计划进行母乳喂养。

　　去做每星期一次的产前检查时，我向医生提到了肿块。他非常仔细地检查了肿块，并表示想让我做一个乳房 X 光检查。我担心 X 光检查可能会伤害肚子里的宝宝，但我的医生向我保证这没问题，因为胎儿已经发育得比较完全了。乳房 X 光照片显示，肿块周围有很多钙化组织。他建议我去看外科医生，将肿块取出并立即进行活检。这时，我不仅担心我未出生的孩子，也开始担心起自己来。

　　7 月 9 日，腹中的胎儿在监护仪的监测下，我接受了全身麻醉，做了一次活检。当我在（供刚做完手术的病人使用的）监护室中醒来时，外科医生在我的一侧，产科医生在我的另一侧。我听见他们其中一个说："我有一些坏消息。"护士们后来告诉我，监护室里的每个人都哭了。

我们决定，尽快开展治疗。7月21日上午，我生了一个男孩，体重10磅8盎司。第二天，我就被送进手术室做乳房手术，那天晚上，我迫不及待地想看到我的新宝宝。我抱着他，喂他吃的，这种喜悦和爱让我几乎忘记了自己刚刚经历的一切！

我的肿瘤科医生建议我进行六个月的化疗以及六个星期的放疗。我和其他病人一样，也会担心产生恶心、脱发和疲劳等副作用。毕竟，我得照顾自己的三个小孩。但我做到了。每天早上，我会先送九岁的女儿去学校，然后开车带着四岁的儿子和刚出生的婴儿去做放疗。就这样每星期五天，一共坚持了六个星期。

在放疗和化疗在同一天的情况下，我的母亲会整天待在家里，直到我的丈夫下班回家接手。对我而言，同时处理恶心、腹泻和三个孩子的问题是几乎不可能的。

我很幸运。在很多方面都很幸运！坐在化疗室时，我意识到，情况本可能会更糟。我的癌症发现得早，还处于1.1阶段，仅需要每两星期进行一次化疗——静脉注射，推药而非滴注。我的家人和朋友都很棒！而且在我看来，我拥有世界上最好的医生。

我的女儿现在十一岁，就读于一所新办的中学，我的儿子现在六岁，还在读一年级，而最小的那个男孩两岁。每次回想那些日子，我都会问自己，到底当时是怎么做到的。但是我现在开心、健康地活着，证明了我的确可以做到。

简·蒂夫斯
马里兰州巴尔的摩

玛琳·普雷曼在过去几年都往返于美国俄亥俄州阿克伦市和巴西的圣保罗市。这是她从巴西寄给两个密友的信，写于她确诊乳腺癌之后的几天。

11月21日

卡姆和朱迪，你们好，

好吧，该死的，我得了乳腺癌。如果只有这一个问题的话，我一点儿都不会慌。毕竟，我生活在整形外科医师之乡，而且终于可以得到一对小胸，一个假的，一个真的。让人出乎意料的是，我刚刚做了CAT扫描检查（在这里，你是你自己的医学图书馆……医生会假定你对自己的身体有一定发言权），发现肝脏上也有些问题。诸如此类的信息，就像胃里的蝴蝶一样，让我感到坐立难安。我对于乳房手术的心态是既勇敢又自信的……我的意思是，这种手术难度较低、易于康复、成功率高，而且治疗方法也可以忍受。

但是，自从我读到CAT扫描结果以来……还没有与医生交谈……或许今天晚些时候会……也没有与任何人分享……所有可能发生的医院恐怖事件，一点儿都不好玩。它使得这场检查听起来像是在幼儿园野餐。我知道，生命的韧性是那么强，人们都是以自由意志去经受所有这些事情。我已经目睹过，也读到过别人的故事。我只是不敢相信罢了。

那么，如果我不得不面对那些恐怖的事情，我应该怎么做呢？和每天经历着相同事情的数百万人一样，我也祈愿上帝帮助我，赐予我一点恩典。你们应该来看看我在"癌症走廊"上碰到过的这些人……他们的脸庞是灰色的（好吧，我可能对此无能为力）、忧愁的，嘴里是"为什么偏偏是我？"（为什么不是呢？）的哀怨声。没有笑容，也不与人谈笑。至少，不要让我把自己看得太重，也不要让我觉得自己独一无二，这些都不会发生在我身上；不要让我无法在这片充斥着管子、化学药品的地方——我们自己的"核战争"中找到足够的幽默感。

写到这儿，我必须再离开十五分钟，因为我要去做骨骼扫描了。

1991 年 11 月 30 日

肝脏上的斑点竟然是一个小囊肿！

这是一个不具有侵略性的小肿瘤，虽然已经将其切除，但是我还是会在下周二进行接下来的手术。医生还有一个小发现，就是我的手上还有关节炎（并不是什么新鲜事了），并且在关节炎周围散布着一些微小的钙化组织。

　　我在很多方面都是幸运的。当然，我是在人生最糟糕的阶段写这封信的……当我知道自己得了肝囊肿后，在和医生谈话之前，除了你们这帮老朋友，我可能不会写信给其他人。这是人生中的一件大事，与婚姻和死亡一样重要。你们还记得我们当时去找的那位疯狂的预言家吗？他曾说这会在六天之内发生。他至今还没有说错任何一个改变生活的事件，令人宽慰的是……他预言了直到 2016 年的日子！！笑。

　　你们应该去买一本波士顿女性健康手册，叫作《渐渐变老的我们》（*Ourselves, Growing Older*）。我买的是 1987 年版，现在可能有了更新的版本。大约是在那年，有人将它作为圣诞节礼物送给了我，当时我一点都不喜欢！但是，我就是把它作为参考书，用来研究和应对医学专业问题，并且最终决定在这里接受治疗而不是去美国。这本书确实很好，也许就是因为这本书，我才没有采用传统治疗，或者至少没有仓促行事。它涵盖了方方面面的内容……面对它吧，小妞儿们，是时候了。嘿！嘿！

　　好吧，明年夏天，我会给你们好好讲一讲我的故事，并向你们展示我的新乳房。为什么不呢？到目前为止，半个圣保罗的人都见过它了。以至于任何穿着白色衣服的人（医务人员）对它表示出一点好奇，我都能毫不犹豫地宽衣解带。

我本想再多写一点，但现在我得开始和保险公司"斗智斗勇"了。祝我好运吧!

玛琳

这封信是在玛琳做完手术一个月后写的。

我的朋友们，

你们中的很多人都问了我许多详细的问题，所以从现在开始，我会在我写的信后都加上这封附件。它肯定远远超过了你们想要了解的内容。

玛琳的乳腺癌论文

首先，千万不要，重复一遍，千万不要忽略乳房肿块。当你找到一个肿块的时候，你可能已经患上了癌症，而且癌症已经存在了三到十年，甚至长达十五年。这似乎在说，早期检测是无效的，但事实并非如此。癌细胞是呈指数增长的（两个细胞变成四个，四个变成八个，八个变成十六个，以此类推）。它可能需要几年的时间才能达到明显的大小；然后在每个增长周期，癌细胞数量加倍，肿块的增长似乎也会比以前快得多。因此，你越快找到肿块并接受治疗，你就能越快好起来。那么，你如何才能找到肿块呢？检查！每天都在淋浴时检查。不要太拘谨。

我是10月初发现乳房肿块的。我想先观察肿块一个月，然后再去看医生，因为我很容易产生乳腺囊肿，而且在每个月的生理周期中，囊肿经常会消失。然后，我会确认医生是否可以将它抽吸出来。（抽吸是用针从肿块中抽出体液，因为囊肿内部是液体。老实说，这一过程并不会痛。）如果无法抽吸，我就会进行活检，而且坚持只在局部区域做活检。这曾经使外科医生感到不安，但现在有些医生甚至会推荐这种方式。接下来，如果活检结果为阳性，你最多有六个星期的时间来决定下一步。

如果做完活检之后，你的医生告诉你，肿块有癌变，必须要进行乳房切除术，那么请寻求第二诊疗意见。我坚决反对这种"一刀切"的方式。你需要额外的时间来适应患癌这个事实，并且了解自己拥有的选择，然后再去决定要采用哪种类型的手术。

如果你的医生年龄较大，他可能会坚持要求你必须立即返回医院并接受手术。并不一定要这样。毕竟，你刚刚拆除了"肿瘤工厂"，比起做活检之前，你的身体能更好地处理那些"叛徒细胞"，也能更好地对抗肿瘤。获得额外的时间之后，你可以找到合适的外科医生与合适的诊疗室，也有机会和经历过这些的女性交谈。乳房肿瘤切除术（仅切除乳房的一部分）和乳房切除术之间没有生存率方面的差异。我之所以选择乳房切除术，是因为我从未与我的那个乳房"相处融洽"。我的意思是，这只乳房接受了三次活检，还有许多个囊肿，拜托，早就相当于没有了！当我的肿瘤科医生从嘴里说出那句："好吧，首先，你还有时间。"我就知道我选对了医生。外科医生也没有让我失望，因为我听到他说，可以在做乳房切除术的时候进行乳房重建手术。不幸的是，我没有听他详细解释重建手术到底包含了什么！那肯定是由于我正处于"否认期"，因为我自愿去做手术，毫不知情而且很快乐。我对立即做重建手术的这个想法紧抓不放，就像牢牢寄生在狗身上的蜱虫一样。这对我来说很重要。很显然，我不会因为相互矛盾的事实而陷入混乱！

　　我在 10 月上旬发现了肿瘤（左乳房下前方部位），在 11 月中旬进行了活检，并在 12 月 2 日进行了一场大手术。我之前在 6 月做的乳房 X 光检查并没有显示出肿瘤，所以不要完全依靠那些手段来找到所有问题。另外，我的第一个外科医生犯了两个错误。他在手术前没有拍摄乳房 X 光照片作为将来治疗的基准，其次，他没有安排对肿瘤组织做雌激素受体检测。后来我们从冷冻的肿块中获得了检测结果，但结果不够可靠，或者说不够彻底。想要决定辅助治疗的类型，需要获取这些信息。这是两件非常重要的事情！我现在的这位医生依旧会对缺乏这些信息抱怨不止。

　　活检结果出来后，第一个医生想在当天见到我，并希望第二天安排乳房切除术。他对我描述了（手术会产生的）从肩膀到胸骨的一条拉链状疤痕，并表示我们将立即开始做放疗和化疗。哇！我让他把乳房切除术安排在一个星期后（后来，我在手术前一天晚上取消了计划），然后赶回家去看我那本超好用的波士顿女性健康手册——《渐渐变老的我们》。如果你还很年轻，那就去买《我们自己的身体》（*Our Bodies, Ourselves*）吧。我在医学领域研究越深入，就越认同这本书中的内容。买这本书吧。接着，我打电话给美国的医生、我的朋友、纽约的斯特朗癌症预防中心（Strang Cancer Prevention Center），以及我能想到的任何人，只要他们可以给我所需的信息。但我并未打电话给我的家人！笑。

我找到了超级棒的医生——一位肿瘤科医生和一位外科医生。我和肿瘤科医生决定下一步该怎么办。他安排我进行常规检查，以确认肿瘤是原发性的。这部分是根据我的肿瘤病理学报告完成的，但是对我来说也更有意义。我知道在几种情况下，检查（骨骼扫描，血液检查，胸部 X 光检查，腹部 CAT 扫描，CA 15-3 [1] [供以后参考]，生化 24 项 [Chem 24]，癌胚抗原 [CEA] 和其他几个检查！）是在乳房切除术后进行的。尽快地准确知道你所面对的问题，将会有助于你安心。比如说，我的这种肿瘤很少出现在乳房中，因此那几天，我们认真地考虑了它是继发性肿瘤的可能性。后来，腹部 CAT 扫描检测发现，肝脏

1　肿瘤标志物检查，CA 15-3 即糖类抗原 153，是肿瘤产生或分泌的糖类抗原。

出现了一个小瘤。好吧，那是最可怕的时刻……但超声波检查证实，它其实是一个囊肿。如果事实证明癌症已经扩散，那么手术计划将会完全不同。获取数据。如果说，我从这一切中学到了什么，那就是我们必须对自己的健康策略负起责任。

然后，你应该还记得，第一位外科医生在还未获取足够的信息时，就已经计划好对我进行放疗和化疗了。首先，如果你接受了乳房切除术，还需要去做放射治疗吗？放射治疗是配合乳房肿瘤切除术使用的，目的是防止恶性肿瘤在同一乳房内重新生长。如果乳房消失了，就不需要做放疗了。其次，还可以考虑是否采用激素治疗。想在化学治疗和激素治疗之间做选择，还有许多因素需要考虑。尽管统计数据表明，两种治疗都效果良好，甚至能保持十年以上，但是，如果没有充分的理由，这两种疗法都不应盲目采用。在这一阶段，你应保持参与并且了解情况。另外，我的医生们等到我的术后康复完成之后，才开始进行补充治疗。对于具有入侵性和扩散性的癌症，这种办法不一定能够实现，但至少要让伤口引流结束（再进行补充治疗）。（带着那些挂在身上的引流瓶走来走去真是令人恶心。我试图将我的引流瓶藏在钱包、袋子或是皮带中……却都无济于事。我曾经拖着一个引流瓶走出医院大厅，它就在我身后的地板上撞来撞去。每当你从一个地方移动到另一个地方时，都得收集起所有的小"宠物"。当我摆脱最后一只引流瓶时，那可真是个大喜的日子啊。)

　　无论如何，我正在接受的是激素治疗……他莫昔芬。我用激素的时间还不够长，所以还没法欣赏副作用（据说它的副作用就像更年期综合征一样）。这是我不同意医生看法的另一个地方。他们对于潮热和阴道干燥之类的副作用，往往不屑一顾。好吧，亲爱的，如果他们也会经历潮热和阴道干燥，我敢打赌他们一定会担心的！然而，由于我的替代疗法才是化学疗法，而且两位医生显然都非常高兴不必推荐化疗，也许我也该感到庆幸。

　　巴西医生。你们中的许多人都问过关于这里的医生的问题。他们会说英语吗？他们的业务精湛吗？各种问题都有。在这个拥有近 2000 万人口的城市中，我可以找到说英语的巴西人，他们的英语既熟练又带着广为人知的拉丁式可爱。这里的外科医生的声誉非常好。唯一的问题是，我无法说服他（或是其他医生，除了肿瘤科医生还有点摇摆不定）放过我的淋巴结。他们仍然认为必须切除所有淋巴结。我不同意。

　　不管怎样，琼·卡洛斯博士在美国纽约州水牛城的（罗斯维尔帕克）癌症研究中心学习；并且，尽管他具有外科医生的普遍傲慢，但巴西人对此并不反感。他倾听了我的观点，对我的不同意见温柔相待。巴西人将薄层色谱（TLC）视为一门艺术。他们会非常小心，尽量不让你受到伤害。而且，如果他们必须这样做，你会觉得这对他们的伤害更大。说实话，他们会在你身边瞎操心，总是会喊你的名字，但从不催促你，总之，就是非常"巴西"。

我的肿瘤科医生雷内博士也曾在美国学习，并且每年都会去美国参加会议。他是我病情表现的晴雨表。从他轻松的神情中，我知道我不是那个让他脸上浮现愁云的人。

我了解到，1990 年，美国有 15 万名女性被确诊为乳腺癌，几乎每九名女性中就有一名确诊……据估计，在未来十年中，将有超过 150 万名女性被确诊为乳腺癌。我刚刚说的只是美国的患病人数，就足够装满克利夫兰体育场 1800 次了！我很幸运。我的肿瘤是一种罕见的、无攻击性的肿瘤，统计数据显示它的复发率仅为 10%。通过治疗，复发率会降至 7% 以下。

重建手术。在我看来，女权主义者和反对硅胶植入的激进派所喋喋不休的那些东西，都是不靠谱的胡言乱语。如果你不希望切除自己的乳房，这种想法是完全正常的。让我们有这种感觉的原因，并非完全是媒体宣传和对美丽肉体的崇拜。女性的胸前本来就应该有两个"隆起物"啊。我们天生就是如此。如果要放弃其中一个"隆起物"，肯定会难过吧。诚然，如果一个人面临着生死攸关的选择，自然会去做她必须得做的事情，但是别和我们说不要感到悲伤，或者说我们的感受是来自外界的影响。我在这边遇到过几位女性，在做完最初的乳房手术十三年（！）之后仍做了重建手术。没有乳房这件事情始终困扰着她们。在我看来，只有不到 1% 的植入物会出现问题，而且仅有一种是致命的，因此应该由女性自己决定是否要做重建手术。我们知道香烟可能是致命的，可是商场却没有停止销售香烟啊！

而且，就我自己而言，尽管手术存在致命的可能，我还是很高兴自己完成了手术。我对自己的无知无话可说。操刀的是一位非常专业的外科医生，而且由于其在乳房重建手术方面的技能而备受尊敬。我当时是否觉得在我想象的"隆起物皮肤移植"中，有那种技能就够了呢？笑。我仔细了解了其他的所有事情，但是从未了解他们想对我做的这台手术的细节。

在手术室中应该就很明显了。我从下巴到大腿都被人用白板笔做好了标记，然后被拍下了照片！（我曾对此表示拒绝。）我的意思是，这个问题很严重。他们居然用了两脚规和直尺！此外，一共有三名外科医生、两名护士和一名麻醉师。难怪这台手术会花掉一辆豪车的价格。另一个线索是各种摇头和喃喃自语："这会是个大麻烦啊。"（在我醒来并接受了相同的医生检查后，出现了更多的摇头和评论，例如："天哪，的确很难搞！嘿！嘿！""好家伙，你得有好一阵子无法动弹了，嘿，嘿！"）

事实证明，这种类型的重建手术并不适合体型瘦削（脂肪率低）的女性，而我正好处在"临界点"。另一名比我还瘦的女性接受了同样的手术，琼·卡洛斯医生说他得"刮她的脊椎来寻找脂肪"。她说她能感觉得到！

它被称为腹直肌肌皮瓣（乳房重建术）。腹部长而扁平的肌肉（琼·卡洛斯医生使用了其中两块肌肉）在皮肤下方从小腹一直通到胸部，向后拉伸。用它与腹部脂肪堆积起来形成乳房，提供血液供应，并尽可能多地利用到胸部原本的皮肤。其余的乳房组织都是从肚子上移植过去的。乳房切除术和全部的重建手术都是通过位于乳房底部的倒T形切口完成的，因此在脖子下方并没有疤痕。整个腹部有一条横跨髋骨的切口，剩下的（！）皮肤被拉下去缝合。肚脐会被重新放置到它的正确位置。（据我了解，我的肚脐一定是被放在了耻骨上。）医生也可以从背部（由于会留下疤痕所以不建议使用，而且也需要植入物）或臀部取出肌肉和脂肪来进行乳房重建。这太奇妙了。

在肌肉被提起来、皮肤被拉下去的这段时间，我终于可以活动的时候，却只能弯着膝盖、缩着肩膀、驼着后背，像螃蟹那样拖着脚挪动。汤姆和苔丝会在公共场合模仿着我的姿势跟在我后面走，这在别人看来就像是我们一家人都有遗传问题一样。我在家里并没有得到任何不必要的同情。

等到上拉的肌肉萎缩了一点，我就回到医院做医生所说的"细节调整"。但是，他们向我保证，这仅仅是一次"短途旅行"，因此没什么大不了。第一次手术让我在医院待了一个星期，能够再次站直走路则花费了六个星期。（我曾怀疑自己再也站不直了！）在第二次手术中，他们切断了乳房下方弯曲的肌肉（但避开了动脉）以完成乳房的塑形。他们为我做了一个新的乳头和乳晕（看来 IBM 的拼写词典并不涉及该主题），使用的是从大腿内侧和阴唇移植过来的皮肤。（是的，我真的很期待。我已经告诉他们把好东西留下来了。）然后就到了最后一步，他们为了匹配新的乳房，给另一只乳房也做了"翻新"……减小了它的大小并且做了某种拉皮手术。

情绪。最后一个问题是关于情绪的。"震惊"是我的信中最常使用的词。没有人会真的期盼患上癌症，就算是我这个知道自己有 98% 的概率会患癌的人。我也会经历"否认、愤怒和接受"这几个标准阶段，虽然我知道事实，也知道自己处于哪个阶段，但是仍然需要处理情绪问题。波士顿女性健康手册中提到，乳腺癌会使女性产生非常强烈的情绪，这已经算是轻描淡写了。在我的生活中，我从来没有像现在这样深陷于愤怒，接着是排山倒海而来的悲伤。在情感上，汤姆和我一样，甚至比我过得还要艰难。至少我并不害怕，而这大部分都归功于祈祷。在整个治疗过程中，祈祷让我感受到了真正的安全感和被保护的感觉……就像是被安全地包裹在茧中，激流勇进……虽然我感到很安全，却完全无法控制局势。就像她们所说的那样，在这之后，你会加倍意识到生活是多么甜蜜，亲密关系、家庭和朋友是多么重要。因此，谢谢大家，谢谢你们的关心和祈祷；但是，如果你还有其他疑问，就忘了它吧！

你的 玛琳

在过去的十年中，我认为自己是乳腺癌的"幸存者"，而不是"受害者"。一开始，最让我困扰的是他人投来的怜悯目光，以及居高临下的抚背安慰，还有每个人都确信我"还不错"。还有一点，每次谈话都绕不过我的健康状况。

这次磨难教会了我一种与病患、老年人或残障人士相处的全新方法。最重要的就是，让他们保持自己的尊严。表达关爱和同情，但不要怜悯。

我现在八十岁了，我不需要怜悯，现在和过去都是如此。

埃尔希·M. 谨启
印第安纳州印第安纳波利斯

我今年五十八岁，三个孩子都已成年，目前我与丈夫一起住在纽约市。今年 5 月，我被诊断出患有乳腺癌，这意味着我余生的转折点到来了。

故事的开头是这样的：我的年度乳房 X 光检查推迟了三个月。通常，我会严格按计划去做检查，如果推迟了哪怕一个月，我也会感到不安，但我那段时间实在是太忙了。我们得接待房客，还打算出差，这是我丈夫提出提前退休后最后一次的出差。我们渴望着共同开始下一个人生阶段。我并没有过分担心检查推迟的后果，因为这些年来，我的年检结果一直都很好。事实上，我为自己的健壮体格、健康身体和积极心态而感到自豪。

我是在做乳房自我检查时发现的肿块。这个肿块太大了，感觉几乎就像是乳房的正常组成部分。不过我并不是很确定，所以我安排了第二天的检查。我没有告诉任何人，甚至没有告诉我的丈夫，也是希望之后没有值得说的事情。当我跟医生报告乳房感觉轻度疼痛时，做乳房 X 光检查的年轻技术人员让我放心。她认为这是常见且通常无害的。拍完 X 光照片后，她告诉我只有出现情况时，她才会回来找我。不知为何，我总觉得她会回来的。结果她真的来找我了。我感到了赤裸裸的恐惧。

放射科医生为我做了超声波检查，以确认肿瘤内部是固体还是液体。我躺在桌子上，抬头看着天花板，集中所有思绪去祈祷肿瘤是良性的，但潜意识里却知道并非如此。我的肿瘤不仅是实心的，旁边还有一个同样大小的肿瘤。当我惊恐不安地躺在那里时，放射科医生将我的身体图像放大观察。我生命的中心正在消失。我的生活跌入了低谷。

第二天早上，为了参加女儿的毕业典礼，我和丈夫开车去佛蒙特州，在一路向北行驶的路上，时不时停下来与外科医生预约会诊，准备过完周末之后就回去。我们已经决定，暂时不把这个消息告诉任何人，让我们的女儿、亲戚和朋友好好享受典礼，不让这些令人心碎的消息扫大家的兴。总会有时间来做这件事的。

佛蒙特州从未如此的美丽。5月下旬，位于伯灵顿的大学校园，如同我们女儿的青春年华一样，青翠、鲜活、明艳。我告诉自己，我可能再也不会回来了。也许从现在开始，我所经历的每一件事情，可能都是最后一次体验了。

等这周过去了一半，我们不得不给儿子和女儿拨打那通可怕的电话。我们希望向他们展示一种务实而乐观的态度。与此同时，我们开始了一系列漫长的医学预约过程。

我在6月接受了乳腺癌改良根治术。我有二十三个淋巴结呈阳性，病程是Ⅲ期。今年7月，我开始了化学治疗。我对化疗的耐受度很高。鉴于我的耐受性和疾病的高危状态，我有资格获得外周血干细胞的移植配给，也因此能够服用大量的高剂量化疗药物，从而根除可能残留的癌细胞。起初我对这种治疗的前景并不乐观，因为它并非没有风险，而且住院时间既漫长又令人不舒服。我调查了这种治疗流程的相关信息，并且与经历过该治疗而且已经康复的人交谈。我也被另一位肿瘤科医生告知，如果没有这一治疗流程，癌症复发的概率很高。所以我做出决定："大胆尝试。"我想要一劳永逸地完成这项任务，彻底摆脱癌症，然后继续我的生活。

这一周，在入院前的检查中，我的CAT扫描结果表明，同一侧乳房复发了癌症。距离我最后一次化疗才过去两周。这两周里，由于化疗的副作用，我出现了各种不良反应，身体无比虚弱，最令人沮丧的是那种全身上下的重度疲惫，这是我从未经历过的。而检查结果又给了我一轮打击，让我更加无力承受。

我一生都是独立的，总是习惯于为别人提供帮助，而不是接受别人的帮助。现在，我感受到了虚弱和脆弱，甚至感受到了死亡。我从未如此需要我的丈夫。我已经从和他相互依存，转变为完完全全地依赖他。我需要我的家人、我的朋友和我的医疗团队。我再也不是自认为的那个坚毅、独立的人了。我担心，诸神正在惩罚我无心的傲慢。

　　我一直不确定自己的精神信念，并且毕生都在寻求存在的意义。我现在开始感觉，自己正想接近宇宙中的某种力量，这种力量意识到我在这里并且关心着我。我还没有足够的信心，但是我充满希望。令我惊讶的是，有时我发现自己会莫名流泪。在我与丈夫交谈时，在我看着孩子时，或者在治疗之前，眼泪都可能会流下来。眼泪来得很快，等不及我身体里那个"坚强的小战士"回来。我现在接受眼泪的存在了。它们并没有什么不合适的。

　　我自创了属于自己的康复图景：当我沿着海边散步时，我会把海浪看作是宇宙的力量。太阳的光芒是上帝对宇宙的认可，也是我在宇宙中的地位；海豚是我一生的快乐；废弃的沙堡是我体内的癌细胞，将会被海浪的力量夷为平地。

　　我将自己视作一位幸存者，一名凶猛的亚马孙战士。在这场战争中，我已经赢得了两次重大战役——手术和化疗。每次战斗后，我都会撤退、恢复，然后为下一次战斗做好准备。如今这场战斗虽然轰轰烈烈，但我确信自己会赢得胜利。如果有必要，在接下来的战斗里，我依旧不会认输。只要我还存有力量，我就会战斗，然后只会在不得已时，适当接受自己的极限。我热爱生命，也渴望生命，会尽可能地去把握住它。

你的 马里恩·休斯

纽约州纽约市

我希望年青的一代知道，罹患乳腺癌的人不一定年满三十岁，也不一定有家族病史。我认为很重要的事情是，我们不要按年龄来区分这种疾病。就像我的医生所说："米歇尔，你只是运气不好罢了。"

我叫米歇尔·坎贝尔，今年二十七岁，已婚，有两个漂亮的孩子，分别是八岁和四岁。我的乳腺癌是在 9 月被发现的。10 月时，我切除了左乳房。从那以后，我接受了四个月的化疗，在杜克大学做了骨髓移植，并进行了七个星期的放射治疗。我的治疗于 1993 年 7 月结束，到目前为止，我已不再受疾病困扰。

在与癌症的斗争中，我得到了家人和朋友的大力支持。我的同事们也伸出援手，帮助我支付了往返于杜克的旅行费用。还有那些我并不认识的人，也给我发来了贺卡和祝福。我当时正在接受化学疗法和骨髓移植。我的两个保姆都很出色，每天都不求回报地额外加班，替我整夜地照顾我的孩子。我的婆婆在医院陪着我做高剂量化疗，帮我洗衣服、做饭，而且无比耐心。

每个人都给予了我许多帮助。但是在整个治疗过程中，真正激励我前进的人，还是我的孩子们和丈夫。

为了他们，我愿意去做那些本不可能完成的事情。

米歇尔·坎贝尔

俄亥俄州加汉纳

　　我的故事开始于 1989 年 12 月。我在右乳房中发现了一个恶性肿瘤，并于 1990 年春天做了乳房切除术。在我开始化疗并重返工作岗位后，好像我遇到的每个人都有一个姐妹、兄弟、父亲，或是一些朋友或家人正在面临癌症的困扰。因为我接受过治疗，所以他们都希望我拥有一些神奇"咒语"或是建议，但是，我并没有神奇"咒语"，也不太情愿分享我私密的经历。他们什么时候才能开始明白我呢？不过，当我的化疗结束后，一位挚友让我把一些有助于抗癌的事情写下来。这样做是为了她的姐姐。这是我写给她，后来又寄给许多其他人的信。

　　当你第一次拜访肿瘤科医生时，不要紧张。在那次会面中，他会尽可能地把做化疗后可能会发生的所有情况都告诉你。做化疗的唯一理由就是：摆脱癌细胞。

　　不要担心。化疗的大多数副作用都有办法解决。请确保你始终将遇到的情况告诉你的肿瘤科医生或他的护士。所有的这些问题他们都听到过，而且已经有了处理这些问题的好方法。

你很有可能感到恶心，尽管有些女性不会如此。医生能够开药将你的恶心程度降至最低。如果你本来就容易犯恶心，请提前告诉医生，这样他就可以从化疗初始就给你用药。

你对食物的口味会改变。我发现，新鲜水果、煮的或烤的土豆、意大利面、面包、火鸡或是烤鸡这些食物，基本上是可以下咽的。我还靠着诸如脆谷乐（Cheerios）这类冷吃的谷类食品充饥。不要大量囤购食品，因为你的口味可能会随着治疗进程而发生变化。

多喝水和其他液体。我的选择包括葡萄果汁、可乐、七喜还有苏打水，或者是当时我想要喝的任何东西。我是一个真正的咖啡爱好者，但是在化疗期间我改成了喝茶。总有一些东西会符合你的胃口。你只需要不断尝试，直到找到它为止。这和怀孕很像，要找到自己真正喜欢吃什么，但是要记住，需要喝大量的水才能代谢掉化学物质。

你可能会掉头发——同样地，有些女性并不会，而我就会。建议你在治疗第一周就去买一顶假发，为需要的时候做好准备。在你仍然有着一头秀发时去买假发，能够选到一顶更匹配自己发色的。你的肿瘤科护士可能会建议你去一些专门接待化疗病人的地方——我的护士就是这么建议的。不过也有一个好处：你不用再刮腿毛了……

112

你的嘴里可能会尝到化学品或金属的味道——但我从来没有。如果你有这种情况，请使用塑料餐叉代替普通的不锈钢餐叉。你也可以在嘴里含柠檬糖或者薄荷硬糖来让自己口气清新。

你可能会体力下降，需要更多休息——所以要对自己好一点。晚上多睡一会儿，把家务放到一边，等你感觉好一点时再去做。试着去吃那种便捷的半成品食物，然后在两次治疗之间做必要的工作，从而减少治疗期间的压力。

如果你还在工作，最好在医生允许你返回职场之后，就立刻去上班。工作能分散你的注意力，不会去想太多自身的情况。我发现，我变得很以自我为中心，常常放纵自己。

我会记某种形式的日记——只是潦草地记录下自己每一天的感受。这有助于理清你的想法，一旦你知道自己的心情为什么会这样，就可以继续过自己的生活了。

我不知道你是否信奉宗教，但是对上帝的信仰支撑着我。我觉得，我们有了一个能够更接近上帝的机会。罹患癌症的好处之一是，我们将自己和周围人的生活放在优先的位置。生活变得更加美丽了，我们学会停下脚步，去闻玫瑰的香味。

你做化疗的日子似乎永远都看不到头，但就像你生命中的其他阶段一样，每一天都是二十四个小时。

正如你所看到的那样，我并没有什么秘密武器或至理名言，只有一些常识性的方法，可以应付那些不适状态。真正有用的并不是言语或建议，而是"她经历过这些，她知道"，以及"如果她可以做到，我也可以"。这种坚定的态度将会对你有所帮助。

我必须补充一点：我要无数次地强调自我检查的重要性。只有你了解你自己的身体，只有你才能决定是否给自己做某些检测。千万留心身体的任何变化，并且和医生进行讨论。尽可能地摄取相关的知识。谁知道呢，也许你可以挽救自己的生命。

吉娜·S. 谨启

伊利诺伊州珊瑚溪（Coral Stream）

1974年9月17日到1975年5月13日的这七个多月，是我这辈子最糟糕的时光！就在9月17日那天，我发现胸部有一个肿块，医生说我的丈夫即将死于肺癌，我回家后又发现家中被盗。我的丈夫在12月2日去世。3月时，我终于强迫自己去做了活检。

医生为我做活检前让我进入了麻醉状态，在那之前医生还笃定肿块并不是恶性的，可是当我醒来之后，却被告知自己的整个胸部都被切除了。在十八年前，医生甚至都没有考虑过乳房肿瘤切除术。真是今非昔比！

医生告诉我，即使癌细胞没有扩散到淋巴结，也要进行化疗。我做了九个月的化疗。我解决恶心状况的办法是，前一天不吃任何东西，这样的话，就不会有任何东西可呕了。这种办法有时候有效，有时候又无效。为了留住头发，我也做了一番斗争，可惜失败了。

此时的我，还不到五十岁，没有丈夫，也没有孩子，身体丑陋残缺（或者说我自认为是这样吧）。我的手术刀口是由上至下的——并不是像现在做手术普遍采用的从右到左，所以我从锁骨快到腰部有一条可怕的伤疤。但是，我拥有支持我的家人、许多朋友还有一位反复告诉我人生并未结束的牧师。我的医生也不断问我：如果一个人必须缺失一个身体部位，失去乳房难道不是要比失去生存必须依赖的手臂、腿或眼睛要好吗？他说得的确很对，但是在开始的几个月里，接受这一点并不容易。

后来在 10 月的时候，我碰巧遇到了一位妻子因乳腺癌而去世的男人。他曾是我的老师，在过去三十五年中，我只见过他一次。他邀请我共进午餐。后来，我们一起去吃晚饭、看电影，等等。几个星期后，我发现这已经成为一段严肃的恋爱关系，所以有必要把我做手术的情况告诉他。他心平气和地接受了这一切。不久之后，他向我求婚了。1976 年 4 月 14 日，我接受了他的求婚。和新丈夫一起，我孕育了一儿一女。接着有了一个女婿，然后是一个儿媳，以及两个孙女。

不得不说，过去的十七年是我一生中最美好的时光。我真的是一个幸存者！

玛丽莲·M. 谨启
纽约州洛克波特

　　我对于生命、人、社会、苦难的哲学观点，都因为一个词语而改变了。尽管它只有两个字，仅用一秒钟就能读出来——癌症。1982 年，正好四十岁的我被诊断为导管内乳腺癌。我的生活翻天覆地。我大哭，我悲伤，我困惑——为什么是我？但是我选择不再回头，我必须活在当下，并且要使它变得美好起来，这样之后才值得去回忆。

　　表达自己的时机就是现在。生命太短暂了。每一天都会带来崭新的机会；每个早晨都是新的开始；每时每刻都是焕然一新的。我知道，我所失去的终会回到我身边。我之所以觉得生活美好，并不是由于与疾病相伴，而是因为能与那些为我提供爱、支持和分享的人相伴。

　　如今，我与世界握手言和。生命的奋斗是有意义的。这是一个深入探寻爱与生命的本质的机会。

　　我们需要挑战，才能看到彩虹。

杰拉尔丁·维斯

纽约州巴达维亚

玛尔捷·T. 住在马萨诸塞州康科德。在被诊断出患有乳腺癌之后，她就写了封信给"我那位现在居住在加利福尼亚的亲密朋友"。

我最亲爱的朋友，

你曾向我要一张我的全家福，因为我们已经许久没有见面了。我很惊讶，照片上的那个人居然是我。自从被诊断为乳腺癌以来，我已经在很多方面发生了变化。很难相信，照片中的我还没有显出一点患病的迹象。

诊断本身也在发生变化。这使我不得不正视自己的生活。这就好比将一块巨大的石头推开，然后凝望着下面的荒芜大地——在那里，除了寂寞和绝望，别无他物。原本存在于某个地方的欢乐和奇迹，早已被抹去了。

在很久很久以前，我的生活并非如此。那时我正值青春年少，敢于从飞机上跳伞，也会独自环游世界。也是在那时，年轻的你我在彩虹下孕育了我们一生的友谊，见证其在青空下茁壮成长。在嬉皮士的年代，我主动抓住了那美好岁月的光芒。

曾经，很久以前……

这样一种隐蔽的疾病，能够在"我的石头"下扎根，不能算是令人意外。震惊，确实。意外吗？一点也不。石头被推开了，我猜是这样！在可怕的死亡宣判和手术康复报告之间的某个时候，我想起了过去那个残暴无情的时代。我想，我可能会小心翼翼地再次测试人生的风向。而我的旅程，又重新开始了。第一缕风带来了信念的香气，一切都还不错。温暖的和风带着目标的念头吹得我发痒，我的帆迎风展开，我的船启航了。目的地在何方？我不知道。

为了能够把握住我如今变得宝贵的生活，我深切地知道，自己必须做出改变。因此，我大量地阅读，并开始与精神世界建立联系。当我学会尊重自己的内在智慧时，大门便打开了。人们和明智的想法涌了进来。在我的信念升华之后，我成立了一个组织，帮助人们以各种方法应对癌症——这为我的生活增添了意义和满足感。我喜欢我如今所做的工作。

如果这将是我在地球上度过的最后一天，我会如何生活呢？每当我迎接新一天时，都会想到这个问题。当我面对死亡并与它和平相处时，我接受了一个事实：我不会永远生活在这个星球上，所以每一刻都是有意义的。在我看来，重要的并不是我做什么，而是我是怎么做的。我相信，我已经找到了人生的意义。

我最近是否告诉过你"我爱你"？我的确爱着你。

致以爱与生命的最好祝福。

玛尔捷

我家三姐妹都患有乳腺癌，我也是其中之一。我的小妹于1972年去世，终年五十岁。我的大姐仅在右侧乳房检测出了癌症。

我在1989年7月和9月分别做了双侧乳房切除术。之所以没有选择进行乳房重建，并不是因为我当时已经七十岁，而是因为我不想再做手术了。当医生告诉我可以做这种手术时，我丈夫安慰我说："现在的你看起来就像《时尚》杂志（Vogue）上的模特。"（我们俩结婚已经有五十年了。）

我下定决心，等我被治愈后，要联系七十名女性（这个数字代表我已经度过的年岁），敦促她们去做乳房X光检查。我告诉她们，我并不会"干扰"她们。是否去做检查，完全由她们来决定。而我自己呢？我现在感觉很棒，而且经常运动。考虑到可能还有另一种结局，我觉得生活是美好的。

埃丝特·K.谨启
印第安纳州加里

　　我罹患乳腺癌的经历，使我成了自己的坚强后盾，有勇气向医生提出疑问，对他们的解答表达质疑，要求对方尊重自己，并坚持要求他们倾听我的意见。这是一个艰难的过程。当我的医生没能以我需要的方式回应我时，我就会去找别的医生——然而，在你处于最脆弱的状态时，这并非易事。

　　我四十四岁那年，发现左乳房上有一块弹珠大小且不会移动的肿块。于是，我去找我的家庭医生，让他对我进行检查。医生表示，这是乳腺囊性增生病。他知道我有乳腺癌的家族史。他让我做了乳房 X 光检查，结果呈阴性（后来证明是假阴性）。他让我在接下来的三个月里再进行一次乳房 X 光检查，结果第二次也是假阴性。他再次向我保证，一切都没有问题。

　　我认为，对于五十岁以下且乳腺组织致密的女性，做乳房 X 光检查实际上是没有用的。美国内科医师学会和美国放射科医师学会并不建议对年龄在四十至四十九岁之间的女性进行常规的乳房 X 光检查，而是建议她们进行乳房自我检查和医生为其进行的年度检查。乳房 X 光检查应该与体检和活检相结合，这样才能在出现可疑的肿块时，排除患癌的可能性。我的医生没有为我做活检，也没有将我转介给另一位医生。但是他是我的医生，而我信任他。

九个月后，我仍然非常担心肿块的情况，而且肿块似乎还在增长。我打电话给医生的办公室，让他把我转介给乳腺外科医生。

我被诊断为乳腺癌晚期（IIIb 期），而且癌症已经扩散到了淋巴结。我被医生和我自己的身体出卖了——这是对我的双重打击。我感到很震惊，而且害怕死亡。我做了乳腺癌改良根治术，随后进行了六个月的化疗。这一年来，我的身体承受了一轮又一轮的攻击。我的医生没有让我做好准备去承受切除乳房的痛苦、短暂的康复时间、化学治疗的副作用以及一夜之间进入更年期的事实。在短短几个月时间内，我不仅失去了乳房，也失去了生育能力以及雌激素。

我的第一个应对办法，是阅读有关乳腺癌的一切知识。当医护人员"接管"你的身体时，知识有助于增强你的能力，并且减轻那种失去控制的感觉。

我的第二种防御措施，是去任何可能的地方寻求帮助。我找到了一名心理治疗师来帮助我放松。她专门负责治疗那些患有威胁生命的疾病的成年人。她帮我学会在接受化学治疗的同时进行冥想，而且最重要的是，做一些对自己好的事情。她让我为每一周都设定了目标：一个是与身体有关的目标，另一个是与工作有关的目标，最后一个是能让自己开心的目标。这听起来很容易，但实际上是一项繁重的工作，尤其是当你一直感觉犯恶心而且掉发秃顶、无比沮丧的时候。

我的第三道支持防线，是与我相伴八年的好丈夫。在我生命的最低点，他总是在我身旁——照顾着我，容着我发脾气，让我成为一个"宝宝"，并且让我表达自己的全部感受。在化疗的最后阶段，我虚弱得几乎无法动弹，生病让我无比绝望而且厌倦生活。他会在晚上将我"塞进"被窝里，跪坐在床边陪我；而我则泪流满面，沾湿了枕头。他从来都不准我放弃。我永远无法忘记他对我的同情心和温柔。

朋友和同事告诉我，我当时很勇敢，但是你还有什么其他选择呢？生死攸关的时候，你就去做那些你必须做的事。

劳拉·T. 谨启

弗吉尼亚州文顿

如果你发现了一个肿块，请奔跑（不要走路）去看专业做乳腺手术的医生，并坚持切除这个肿块。无论是什么，它都不属于那里。不要仅仅因为医生说了你想要听到的话，就相信医生说的自己没有什么事。

苏珊·施罗夫，纽约市的一名秘书

1990 年 10 月，在四十二岁的时候，我发现左乳房有一个肿块。在此之前，我总是定期进行体检和乳房 X 光检查。我立即去看妇科医生，他对我进行了检查，并说这可能只是囊肿，没有什么可担心的。他告诉我远离咖啡因，观察它一阵子，之后它可能就消失了。他并没有对"囊肿"做抽吸。保险起见，他又让我去做了乳房 X 光检查，结果呈阴性。经过了六个月的观察，肿块没有任何变化。但是我认为是时候做些事情了。我回去看医生，然后他介绍我去看了一名乳腺外科医生。

外科医生试图对肿块做抽吸，但无法抽出任何液体。此时，我们意识到，我们如今面对的肿块是固体而不是囊肿。这位医生也觉得没什么好担心的。但是他说，唯一可以确定的方法是进行活检。1991 年 6 月 13 日，我在曼哈顿西奈山医院做了活检。当我从麻醉中醒来时，听到医生说的第一句话是："我们遇到问题了……"

我简直不敢相信自己听到的一切，唯一能做的只有哭泣。丈夫陪在我的床边，含着眼泪告诉我，只要我活着，他不在乎医生要对我做什么手术。医生告诉我，可以回家考虑一下然后在一周内回来，也可以第二天就安排做手术——乳房切除术。我觉得，没有必要回到家去，然后为了不可避免的事情而感到痛苦，所以我选择留在医院。

我确实想要再听听别人的意见。随后，我从一个非常友善而温柔的医生那里得到了第二诊疗意见。在晚上十点半，他来到了我的床边，发现我正在哭泣，便握着我的手安慰我。他同意外科医生的意见，并鼓励我考虑乳房重建手术。我本以为重建手术用的是组织扩张剂和植入物，但是整形外科医生却向我描述了一种称为"TRAM 皮瓣[1]乳房重建术"的手术。这种手术是利用胃壁肌肉和体内脂肪制造出一个新的乳房。

医生说，如果我立即做出决定，他们可以在进行乳房切除术的同时进行重建手术，这样可以节省之后的住院时间。即使

1　即横行腹直肌肌皮瓣。

当时的我泪流满面、伤心欲绝，也依旧能看出他这个建议的智慧之处，因此我同意了。他立即打电话给我的医生，安排整形外科医生第二天到那里进行手术。

这两个手术花费了整整八个小时，但是当我醒来时，我仍然拥有某种意义上的乳房。我不必忍受那种看到胸部空空如也之后的震惊。显然，在接受腹部和乳房手术后，恢复期比只做乳房切除手术会更漫长，也更痛苦。但是心理上的益处真的很大，以至于我从未遭受过许多女性患者经历过的情感创伤。我将所有精力都集中在身体的康复上。由于癌症尚未扩散到我的淋巴结，我只需要进行六个月的轻度化疗——作为预防措施。此后，我又进行了乳头重建。如今已经过去两年多了，我所有的检查结果都很好。

我认为自己很幸运，因为在我按照医生的建议去等待时，癌症并没有扩散。如果我要传达给其他女性一个信息，那就是：不要等待。如果你发现了一个肿块，请奔跑（不要走路）去看专业做乳腺手术的医生，并坚持切除这个肿块。无论是什么，它都不属于那里。不要依赖乳房 X 光照片。**不要仅仅因为医生说了你想要听到的话，就相信医生说的自己没有什么事。**医生可能是错的。让他向你证明他的结论。你更需要关心是否会失去生命，并非是否会失去乳房。如果没有乳房，生活仍会

继续；但如果得了癌症，生活就再也无法继续。并且，你越早
对此采取行动，你健康长寿的机会就越大。

苏珊·施罗夫 谨启

纽约州东洛克威

你可以把我视为一名真正的幸存者。

1968年，医生为我的右侧乳房做了乳腺癌根治术，随后又进行了化学治疗（氮芥子气）和三十五次钴放射治疗。癌症已经渗透到我肋骨附近的血管中，因此这部分血管被取出，又再造了新的血管。我的整个右臂（从胸部到手腕）上的淋巴结被切除。几周之后，作为预防措施，我的子宫和卵巢也被切除了。

当时我四十八岁。在一年的时间里，切口内的体液流失，因此我不得不使用敷料（而不是假体）。我的右臂由于蜂窝织炎和淋巴管炎而变得肿胀，如今仍然如此！

我从不担心自己的"外貌"，也不会为失去乳房而抱怨。我只是想继续我的生活。

手术的前一天，我在我家的栅栏上种植了五十束玫瑰丛当作树篱。它们仍然在那里，而我也仍然在这里——在二十五年之后！

海伦·H.

加利福尼亚州丘拉维斯塔

玛丽·安德里奥拉是纽约普特南谷地区的乳腺癌幸存者（治愈十五年）。

亲爱的朋友，

在过去的十二年中，许多身患乳腺癌的女性坐在我的客厅里，与我们互助小组中的其他人分享了她们的经验。以下是从她们那里学到的一些东西：

你的悲伤时刻可能是现在，也可能是以后（或者两者都有）。给自己一些时间哭泣，因为这是益于身体的，但生活还是要继续。

每天找点儿喜欢做的事，尤其是在困难时期。

治疗癌症是战斗的重要组成部分。关注媒体信息时要有所选择。阅读正面的报纸和杂志文章，并观看积极向上的电视节目和电影。

注意统计数据。如果你有75%的机会保持健康，那就把精力集中在积极方面，而不是其他方面。

阅读伯尼·西格尔[1]的书，或尝试去他的一家工作坊。他的信念将支持你。

保持你的幽默感，这对于治疗很有帮助，因为这才是真正的"最好的药物"。

尽可能地掌控自己的健康和治疗。听从你的身体，不要心存侥幸。如果你的问题没得到回复，请去看另一个医生，或者采用新的治疗计划。起初，这一切都会令人担忧，但你的个人行动将帮助你应对乳腺癌。

当忧虑或者问题困扰着你时，请祈祷吧，心灵的平静将随之而来。

不时给自己一些特殊奖励。偶尔的小放纵会让你振作起来。

寻找互助小组，或自己建立一个。从有着三个或四个女性的小型互助小组开始。建立融洽的关系；然后向其他人打开你的心扉。

现在愿意接受帮助，并且以后也愿意去帮助他人。

1　伯尼·西格尔（Bernie S. Siegel，1932—　），美国著名外科医生、医学畅销书作者，曾执教于耶鲁大学。他具有丰富的临床医学经验，在自然疗法领域声名卓著，并长期研究"人体自我诱导治愈"课题，撰写关于病患与疾病康复过程的文章、图书，代表作为《爱·治疗·奇迹》和《自然疗法》。

祝你拥有和平、爱与幸福。

玛丽·安德里奥拉

　　我的儿媳在二十七岁那年乳房里有了一个肿块，但是很害怕去做乳房 X 光检查，所以我同意陪她一起去医院，给予她精神上的支持，也给自己做了一次检查。我以为我是在帮她的忙。我们周四去看了医生。在下一周的周日下午，医生给我们每个人打了电话，指导我们第二天去看外科医生。儿媳的针吸活检结果表明，她的肿块是良性的。然而，我的活检结果却有所不同……

　　这次，没有人能说"我知道你的感受"了。就像失去亲人时一样，只有你自己知道自己的内心感受。当你看到这么多的癌症患者，然后被告知你患有癌症时，各种各样的事情都会在你的脑海中浮现——至少我是这样。每个人的反应都不同，但让我告诉你吧：保持积极态度的人，就是最有生存希望的人！

　　当我被告知第二年有 60% 的可能性会再次罹患癌症时，我决心尽一切可能防止这种情况的发生。运动、合理饮食、端正心态，等等。我去做了年度检查，然后接到电话说又出现了一个问题。我的朋友，那真是令人很难接受。但是后来，我体内的三个肿块被切除，并被证明不是癌症。我不知道这是得益于我做的所有事情，还是因为我运气很好。但我知道，由于我的态度转变，今年会更好。

我想说的是，你可能会因为自己身上发生的事情而哭泣，但不要让自己陷入抑郁状态，因为这很难使自己抽身出来，而且对周围的人也是一种压力。做你能够做的事情。不要挣扎着去做那些现在无法做的事情。无论如何，生活都是日常小事组成的，因此，请尽自己最大的努力去享受每一天。不要忘记保持积极的态度——这是非常重要的事情，而且有时候，可能是最难的事情。

最为重要的是，请记住，从长远来看，道路上的所有这些磕磕绊绊，只会使我们变得更加强大。

致以爱意。

贝蒂·B.

内华达州亨德森

去年 4 月被确诊为乳腺癌时，我正好三十四岁。我当时非常震惊，因为觉得自己并不属于"高风险"人群。我的第一个反应是，我将看不到刚满十九个月的女儿长大了。对我来说，得癌症意味着你快要死了。但是，恐惧很快变成了愤怒，因此我决定奋起而战。我愿意去做任何有必要的事。

幸运的是，诊断结果显示，癌症仍处于早期阶段。但不太幸运的是，我的右侧乳房必须被切除。好在我恢复的速度比任何人（包括我自己在内）所预想的要快得多。

我在今年 8 月 3 日做了最后一次乳房重建手术。我的身体很难受，而且似乎比预期的要疲惫。我还注意到自己的体重正在增加。我觉得这可能是因为我在家中进行的术后恢复以及吃得太多吧。（我从未有过食欲不振的现象！）

想象一下，当我在手术完成三周之后发现自己怀孕了，我有多么的惊讶！我以为自己的身体已经无法承受其他状况了。我也担忧自己的经济问题，因为需要承担高额的医疗费用。当我发现，在做手术时我就已经怀孕了，我又担心胎儿已经受到了伤害，但是医生说，我所接受的治疗并不会产生任何负面影响。而且，由于我所患的癌症类型是导管原位癌，所以怀孕并不会对我构成任何风险。

因此，如你所见，患癌之后依旧能过上真正意义上的生活。我觉得自己很幸运。虽然我总是有些担心癌症会复发，但现在我还有别的事情要关心。而且我知道，即使我之后真的复发了，也并不一定是世界末日！！！

吉尔·怀斯·威廉姆斯
北卡罗来纳州加斯托尼亚

　　一个朋友给了我一壶郁金香。我种下它们的时候，许了一个愿望：如果春天来临，郁金香盛开，那么我再过一年就可以康复了。整个冬天，它们都被白雪覆盖。雪开始融化时，我不敢去看它们的状况。接着，有一天，我看到一丁点儿绿色从土里往外窥探。再过一年就好了，我想。再过一年。

——摘自 1994 年 11 月上旬的一次对话

可以说，在我八岁那年，乳腺癌就进入了我的生活。

1956 年，我的母亲三十岁时便死于这种疾病，当时的医学对此几乎无能为力。更客观地说，当时使用的方法是激进的霍尔斯特德治疗法[1]，会严重损毁病人的外貌。因此，在接下来

1　19 世纪 90 年代，约翰·霍普金斯大学的威廉·斯图尔特·霍尔斯特德（William Stewart Halsted）设计的根治性乳房切除术，整体切除乳房、乳房下的部分肌肉和相关淋巴结，并从大腿上移植皮肤以关闭切口。手术的切除部位有时甚至深及胸腔或锁骨，但对于转移性癌症来说这种手术并不能有效防止癌细胞扩散，对于局部性癌症来说这种手术范围则过大，损毁患者肢体。

的三十五年里，我一直想知道"另一只鞋子"[1]何时会掉下来。1991年3月，在我四十四岁的时候，我曾经祈祷不会听到的那句话，还是来了。

我一直害怕死亡。刚做完手术，我就做了一个梦。这是唯一一个让我铭记至今的梦，是关于我母亲的。梦里的她在医院里，而我还是一个小女孩，大人们不让我进去看她。她在一个房间里的金属桌上。我在梦中哭泣。然后我看到了她。她坐起来，两腿荡在桌边，对人们说："让她到我身边来吧。"然后我走进房间，来到母亲面前。她对我说："玛丽莲，一切都会没事的，我的宝贝。"

现在已经过去了两年，我做了两次乳房切除术，经历了化疗和放疗，我对生活的看法也发生了改变。这种疾病为我带来了自由。度过了那段不太愉快的生活之后，我似乎被赋予了新的生命。我尽力地享受着每一天里的每一分钟，并且成了倡导抗击乳腺癌的志愿者。我在对抗这种疾病的过程中所获得的力量，在之后的生活中，也无时无刻不在帮助着我。

玛丽莲·法拉尔
伊利诺伊州奥斯维戈

1　指可能发生但还未发生的事。

原来，我是父亲的家族里第九位罹患乳腺癌的女性。

多年前，我唯一的兄弟姐妹——我的姐姐在五十七岁那年因为癌症去世了。

在那之前，"癌症"只是一个令人恐惧的词汇罢了。我觉得它不可能发生在我身上。然而，在去年8月，我在右乳房发现了一个肿块，因为它是肿块，而不是肿瘤，因此医生表示，不可能为我做肿瘤切除术。医生建议，如果想要完全康复，需要进行乳腺癌改良根治术并且切除癌性淋巴结。他说，如果我不是两种手术都做的话，很可能无法真正清除癌细胞。

当医生说话时，我和我的丈夫坐在他的办公桌旁听着，但确实没有完全理解。医生让我们回家讨论一下，如果愿意的话，也可以征询其他医生的第二诊疗意见，获取能够辅助我做出决定的任何信息。在我们离开他的办公室的下一秒，我站在走廊上，被赤裸裸的现实击中。我整个人都崩溃了。我无法接受自己得了癌症。

那个周末我过得浑浑噩噩。但是到星期日晚上，我意识到，我必须好好研究、阅读并与人们谈论这种疾病。这样做虽然无法消除癌症，但我至少能知道将会发生什么。我打电话给1-800-ACS-2345[1]，并获得了一些信息。我预约了和肿瘤科医生还有我的家庭医生的会面。我与经历过乳腺癌的人交流。我阅读了所有可以接触到的资料。我接触的每一个专业人士都同意我的外科医生的意见。因此，我决定进行乳房切除术，并且相信我的医生。

我确诊的消息传开了之后，我最年长的那位堂姐打电话给我。耐人寻味的是，前一年她刚做了乳房切除术。医生总是会询问你的母亲或姐妹的疾病史，却从来没有问过表亲的信息。自那之后，我们经常打长途电话交谈。在手术前、手术中以及手术后，她都是我的"导师"。

10月2日，我完成了手术，一个星期后，我的病理报告又带来了好消息！我已经没有阳性淋巴结了。我真的很幸运。但是现在，我必须得选择对于我最好的一种预防治疗方法。一位肿瘤科医生想让我参加一项有关化疗研究和治疗的项目。但是这种实验性质的治疗让我很害怕。所以，我去拜访了九年前治疗我堂姐的女医生。她为人热情，又富有同情心，与我和我的丈夫谈了很久。她觉得，鉴于我已经做了乳房切除术，没有了

---

1 美国癌症协会的咨询电话。

癌性淋巴结，而且疾病也并未进一步扩散，所以只要使用他莫昔芬来治疗，并且定期进行检查和监控，就能达到不错的效果。

即将到来的 10 月 2 日是我做手术一周年的纪念日。我希望，今后我还能有机会庆祝很多次 10 月 2 日的纪念日。我现在状态很好，而且始终怀着感恩之心。

我是乳腺癌幸存者！

艾里斯·范德霍夫
密歇根州圣约瑟夫

　　我的故事和数百万女性患者的故事一样——与病魔战斗，接受没有乳房的事实，应对化疗结束后的情绪恢复，以及越来越低的诊疗频率。而且，如今我们面对生活，也可能是面对死亡的方式，都与我们的家人、朋友或同龄人大不相同。

　　故事始于 1975 年，我的父亲艾尔·里士满被诊断出患有乳腺癌。他的乳头旁边有一个肿块。他本以为那只是蚊子叮咬造成的，所以我们并不清楚，在他告诉我母亲之前，这种情况已经存在了多长时间。但是在诊断结果出来之后，他就立即被内科医生转介给肿瘤科医生。从那一刻起，我们所有人的生活都变得不一样了。

　　父亲进行了根治性乳房切除术和钴治疗，并在美国国立卫生研究院（NIH）接受了一些还处于实验阶段的治疗。他是一位真正的英雄。他从不抱怨，也从未问过事情为什么会这样，他只是做了那些必须要做的事情。母亲会在他的 T 恤内侧缝上口袋并填上东西，这样他仍然可以去海滩，而且不会现出"凹陷"的胸脯。疾病并没有阻止他继续生活，但是他知道自己的生命已经进入了倒计时——他已经无数次听到人们说，男人患乳腺癌实在罕见，而这场漫长而艰难的战斗持续了两年，最后以他的死亡而告终。

然后，时间来到1988年。我经常会去看妇科医生，特别是在有了两个孩子之后（他们分别于1984年和1986年出生）。我无意中告诉医生，我有好几周都感觉好像有"热水流过我的乳房"。那是我能想到的最好的描述方式了。虽然我当时只有三十二岁，但他建议我进行第一次乳房X光检查，看看到底是怎么回事。

乳房X光照片显示我有钙化组织，这在女性之中并不算少见。医生说，如果后续没有变化的话，我会没事的。因此，我们预约了六个月后的第二次乳房X光检查。依旧没有任何变化。我在家赋闲了一年，然后又回到医院复查。十一个月后，我整个乳房中都是微小的钙化组织——癌症"淹没"了我。我向至少四位医生征求了第二诊疗意见，他们都认为切除乳房是最好的选择。因为不管怎样，做这么多次肿瘤切除术也相当于让我"丧失乳房"了。

因此，在1990年4月，我做了乳腺癌改良根治术，并立即进行了乳房重建手术。那同样是一道考验，因为我的外科医生从未在手术室与整形外科医生一起工作，也不太愿意这样做。

经过大量讨论与争论，他最终还是同意了。直到四年后的今天，我的外科医生才称赞了"他们"在乳房上所做的出色工作。不过，从那以后，他就开始与其他整形外科医生一起工作了。我为自己是第一个病例而感到非常自豪。

那时，我的情绪像现在这般不断泛滥。一方面，我试图去理解这一切，努力去接受它；另一方面，我又拒绝相信它的存在。混乱、抑郁、情绪起伏，以及难以形容的终日的疲倦。我往往会看向布鲁斯和我的两个女儿珍和劳伦，并感谢上帝我还活着。

由于我的淋巴结均未患癌，医生告诉我不需要接受化学治疗了，但是我还是决定去做化疗。当时，头条新闻铺天盖地都是"淋巴结阴性的女性发现接受化学治疗会更好"。我决定接受这个挑战。我知道自己会面临的困难，因为我想要再生育孩子，所以化疗是最为艰难的决定。

那是我一生中最糟糕的六个月。我不仅时不时因为药物而感到恶心，而且还患有"心理神经性恶心"。因此，每当我坐车去医院，或是在医院乘电梯，或是去找化疗护士，甚至是看电视时，我都会恶心呕吐。随时随地都会呕吐。不过，如果再选择一次，我还是会这样做。我觉得自己在人生中正确的时间做出了正确的决定。在"反硅酮"的新闻泛滥的时候，我决定做手术将硅酮植入物放进胸部。同样，我从未后悔过这个决定。

你需要做那些必须去做的事。你不能回头，因为你正处于求生模式，在为了一件事而努力，而且只有这一件事：活下去！在做到这件事的同时，要保持一定的生活质量。我一直觉得，我可能无法拥有我期望拥有的生命的长度，但是管它呢，我会拥有生命的宽度！

现在，我很高兴能为其他乳腺癌患者提供咨询服务。尽管我只有三十八岁，但我觉得我对这种疾病的了解已经非常充分了。我相信，当人们做好准备时，互助小组的价值是毋庸置疑的。

在互助小组里，你可以学习生存的技巧，你可以哭泣，可以大笑，也可以生气——那是一个让你能诚实地面对自己的地方。就算你没有家人和朋友的支持，你也将在互助小组里获得比你主动分享的东西更多的价值。而且，如果你已经有支持你的家人和朋友，互助小组仍然会为你带来美好的世界。相信我。我对此很了解。

发生在我身上的变化，并非都是坏的。现在的蓝天更蓝了、花儿更美了、歌曲也更动听了、问题变得更小了、友谊更重要了，家庭成了我的一切。从第一天起，我的丈夫布鲁斯就一直是我的力量源泉——他接受了我的癌症、我的乳房切除术、我的脱发，甚至连眼睛都不眨。在医院里，他帮我更换敷料，固定引流瓶，帮我做饭——别人都说他是"从未离开过妻子半步的男人"。我们经历过地狱，却携手同行。他从未让我失望。

在互助小组中，每当我们俩做自我介绍时，布鲁斯总会说："我是布鲁斯，艾米的丈夫，我是一名共同癌症患者。艾米患有癌症，所以我也患有一半的癌症。"你相信吗？他爱我，无论我的外表是怎样，或者感觉如何。我怎么能说我很不幸呢？我有布鲁斯啊。无论如何，我永远都会感到幸运。

这一切，使我兜兜转转回到了父亲身边。那时，我向许多医生都描述了我的乳房感到的"热水流过"的感觉，可是他们都在同一件事上很一致——那种感觉和疾病毫无关系。是我想到了解决这种感觉的唯一办法。冥冥之中有个声音告诉我，疾病正在蠢蠢欲动，需要赶紧去找医生。我想，肯定是我去世的父亲，是他救了我。我以前有没有这样想过呢？并没有。我以前会相信能够收到天堂传来的消息吗？并不会。我现在相信吗？那还用说。我是一个幸存者，就像我父亲一样。

艾米·塞奇 谨启

马萨诸塞州坎顿

我在刚被诊断出癌症并且极端恐惧时写了下面这首诗。

永远的病人。

我知道，那是生命的尽头。

也是生存的开始。

愤怒。害怕。未知。

生活改变了。我改变了。事情永远都不会一样了。

抑制想哭的冲动。

罪恶感。

5 月 27 日——音乐消失的那天。

　　害怕死于癌症。

　　害怕带着癌症生活。

我的爸爸。我的妈妈。

布鲁斯。孩子们。

来自朋友的支持。

来自陌生人的支持。

匿名之人也在提供帮助。

失去我的乳房。看似是很小的牺牲。

接受。否定。接受。否定。

化疗。掉发。恐惧。

精疲力竭。

幸福？未来？

正常？恢复？

预后。

不确定。

　　当我听到"是癌症"这几个字时，我感觉整个世界都崩塌了。我第一个念头是，肯定是弄错了，医生并不是在对我说话！然而在前一天，我和一位挚友打电话聊天时，我说，我知道我的肿瘤是恶性的。也许是直觉、感觉、第六感之类的东西吧。我冥冥中已经知道，结果可能是坏消息。

　　我得的是浸润性导管癌。肿瘤直径有 1.5 厘米。我选择了乳房肿瘤切除术，辅以六个星期的放射治疗。我出现了一些常见的问题，些许肿胀、多处泛红和轻微疲劳。但是我对自己选择的道路非常满意。当治疗结束后，我又变得活力四射了。

　　最令我恼火的一件事，就是一次次听到所谓的风险因素。老实说，我对此完全不相信。我总是把自己照顾得非常好。我从不吸烟，很少喝酒，而且也没有乳腺癌的家族史（尽管一年后我才发现，我的奶奶在她七十多岁时被诊断为乳腺癌，但她活到了八十七岁）。我对自己最好的保护就是我生育得早。我在二十二岁时就孕育了两个女儿，到了三十岁时又有了两个儿子。根据我读到的信息，我对自己的保护非常到位，因此根本不必担心乳腺癌。所以后来，我莫名地开始责怪自己。直到一年之后，我才意识到自己并没有任何过错。因为乳腺癌甚至会发生在男人身上。

格里·麦加汉 谨启
伊利诺伊州汉诺威公园

这是我第一次写罹患乳腺癌的经历，我不得不承认，即使在五年后，分享它们依旧是有益的。我在六十岁的时候通过乳房 X 光检查发现了癌症。

我选择了乳房切除术，这对我来说是一个幸运的决定，因为在手术之后，通过病理分析，医生发现我的乳房中还有另一处患癌部位。如果我仅仅选择了肿瘤切除术，那么我会第二次罹患乳腺癌。

乳房切除术后，我立即进行了"TRAM 皮瓣乳房重建手术"。医生从我的腹部取出用于重建的组织，然后移植到胸部位置形成新的乳房。整形手术的效果很好。尽管我的新乳房没有任何感觉，但我不需要植入假体，穿泳衣时也能看起来很正常。重建手术使我感觉自己再次"完整"了，可能也是对我精神康复的最大贡献。我从来没有见过自己缺了一个乳房的样子。现在，即使是淋浴结束的时候，我也已经习惯看到那个特殊的乳房了，有时我甚至会忘了自己曾患有癌症。

现在的我，健康（据我所知是这样）且快乐。而且我如今所做的一切，是即使我从未患癌也会想要做的事情。我去了很多地方旅游，看了许多我想看的风景。我最近还在鲍威尔湖骑了摩托艇。

在六十五岁时，我还在跳踢踏舞！

珍妮特·梅耶 谨启

加利福尼亚州维斯塔

　　1991 年 5 月 30 日，我切除了患癌的乳房。我毫不费力地完成了这一切。手术后，我的外科医生进病房来看我，只见一位女士穿着粉配白的短款睡衣套装，戴着搭配的耳环，画着得体的妆容。他不知道他的"病人"去了哪里。我的精神和状态震惊了所有人。

　　我在 6 月 6 日那天从医院回家，等待着这段经历去改变我的生活。我读到不少文章，都写到有人经历过生死攸关的事情，或者意识到自己的死亡之后，生活发生了巨大改变。但是我并没有感到有何不同。家人和朋友似乎比我更加受伤。因此，我想知道何时才会出现这个新的"我"？

　　化疗一个月后（我已经回归职场了），我在报纸上读到一个乳腺癌互助小组，而且就在我居住的地方附近。我觉得自己有必要加入一个互助小组，因为我相信，总有那么一天我会无法独自应对癌症、化疗或是所发生的一切。所以，在 1991 年 8 月 26 日，我走进布鲁克林癌症研究所，与小组成员进行了第一次会面。

　　这个互助小组中的女性接受过各种不同的手术，有子宫包膜切除术、乳腺癌改良根治术和双侧乳房切除术。有的人从未接受过任何外科手术，而是选择了无限期的化学疗法。有些人处于"有待观察"阶段，也就是所谓的癌前期。她们的年龄从年轻（三十岁出头）到年老（八十岁出头）不等，甚至还有几对母女组员。

我们这个互助小组跨越了所有的种族，有白人、黑人、西班牙裔和亚裔。我们代表着真正的社会大熔炉。作为一个整体，我们证明了癌症并不会"歧视"任何人。我们已经成为彼此的家人。在这些会面中，我学到了一些东西。我意识到这个团体为我们提供的是一个帮助他人的机会。突然之间，我能够与女性交流并安慰她们，可以用亲身经历向她们展示，接受化学疗法并不一定就会掉发或者呕吐，也不一定需要改变自己的穿着打扮——你仍然可以做那个迷人、性感和充满活力的自己。你不仅会在怀孕时容光焕发，也可以在一生中的任何阶段大放异彩。

我还发现，我能够使别人感到安心，还可以建议她们如何服用、何时服用止吐药，并告诉她们哪种食物最容易食用，以及适宜在什么温度下食用。有时候，即使是最好的医生，也会忘记告诉你这些事情。人们很乐意跟我谈论自己的恐惧。同事们也开始请求我打电话给他们的姐妹、女儿，或是从别人口中听说的乳腺癌患者。当我前夫的母亲（前婆婆）在乳房里发现了肿块时，我也能够为她推荐外科医生。通过与女性交谈并且帮助她们，我找到了自己的人生目标。我期待中的改变已经开始了。

就我所在的互助小组和其他我接触过的乳房切除术患者而言，我觉得自己是一位先驱。在整个乳腺癌治疗和康复过程中，我感觉自己一直给其他人带来鼓励和灵感。因为我得了癌症，所以我如今的生活与许多杰出的女性有了交集，她们当中有的人帮助我重拾笑容，也看过我哭泣；有的人以我从未想过的方式感动了我的灵魂。每位女性都以她自己的回忆丰富了我的生活。而那些回忆，我会在余生好好珍藏。

致以爱意。

玛丽·鲁索

纽约市布鲁克林

塞尔玛·拉森是一位退休教师，"还有几个月就七十五岁了"。

就我个人而言，我觉得成为乳腺癌幸存者没什么大不了的。1979 年 8 月，我从阿德里安学院退休。我做了每年例行的身体检查和乳房 X 光检查，几天后就和丈夫去旅行了。等我们回到家，我的医生打电话过来，建议我做一次活检。我去找了一个认识多年的外科医生。我知道他是一个完美主义者，也像朋友一样信任他。我们讨论了需要采取的方法，并做出决定：如果最终证明这个肿块是恶性的，就没有必要叫醒我，他应该按我的要求，直接为我做乳腺癌改良根治术。要知道，这是在 1979 年的一个小镇上，那时还没有太多关于替代疗法的信息。到了今天，如果我还有机会再选择一次的话，我会重新考虑是否要进行这种侵入性手术。

生活或多或少地恢复了正常。大学的各个部门都请我去担任替补工作。但是当他们中的一些人发现我曾经患癌时，就会害怕靠近我。请记住，那是在 1979 年，癌症是你几乎不了解的事物。某一天，我看到一则广告，招聘能在区域老龄化局的顾问委员会中任职的人。一切顺其自然地发生了，我随后被任命去填补董事会的未满任期。在那之后，我被任命为密歇根州高级顾问委员会成员，如今则是卫生保健委员会主席。1993 年 5 月，我与密歇根州参议员唐纳德·里格一起入选华盛顿特区的资深国会实习生（Senior Citizen Congressional Intern）。此外，我现在每周都会为当地日报的专栏写有关老龄化问题的文章。

你问这与乳腺癌有什么关系？在哪怕是最狂野的梦里，我也从来没有想象过，自己竟然有自信去做这些事情。当然，现在发现它们其实非常容易完成。我曾经是典型的性格温顺的家庭主妇和孩子母亲。在我退休前的几年，也是患癌后的第二年，我的儿子因为溺水事故身亡。他是一个很有天赋的孩子，却在二十六岁便离开了我。我觉得自己没有什么可失去的了。所以，我打算做所有让我感兴趣的事情。在此过程中，我赢得了许多奖项，并获得了来自我的家人、兄弟姐妹和同龄人的最大敬意。我已经变得非常坚强。

在乳房切除术后的十四年中，我没有出现癌症复发的迹象，但是病情始终被严密监测着。我做完手术并未进行后续治疗，所以，我可能也很幸运吧。我一直都过得异常充实，以至于把它抛到了脑后，没有再去思考癌症的问题。

塞尔玛·拉森 谨启
明尼苏达州阿德里安

1986 年 5 月，我感觉右乳房非常硬。起初医生说我没有任何问题，但是由于我始终在抱怨这个问题，所以他决定对我进行活组织检查。后来，我被诊断出患有炎性乳腺癌。外科医生表示，我的希望很渺茫。

我去了费城的福克斯蔡斯癌症中心（Fox Chase Cancer Center）寻求第二诊疗意见。在那里，我被介绍给了科里·兰格医生，他给了我希望。我立即进行了为期五个月的化疗。当化疗结束后，我接受了五个星期的放疗。1987 年 3 月 11 日，我切除了乳房。检查结果是没有癌症！

到今年 3 月，我就有整整七年没有癌症了。感谢上帝，让我今天能够有机会写这篇文章。

佩格·斯坦伯格 敬上
宾夕法尼亚州费城

　　我是乳腺癌幸存者吗？我觉得是的！从最初诊断带来的震惊、乳房切除术，再到化疗、放疗，以及之后痛失腹中胎儿，我都挺过来了。

　　当时我三十三岁，怀孕四个半月。在第一次产前检查时，我做了乳房检查，并且发现了肿块。到了做手术时，肿瘤直径达5厘米，而且淋巴结为阳性。这是一种极具侵略性的癌症，医生认为延迟治疗可能会危及我的生命。我还有另外两个小孩，一个三岁半，另一个才两岁。他们都需要我。医生取走了我的乳房，一周后，他们又带走了我腹中的孩子。

　　接受化学治疗是非常困难的，但并非不可能完成的任务。我的丈夫负责照顾孩子们的起居，而我教堂的女性友人们则负责孩子的饮食。每轮治疗过去几天后，我就感到自己恢复了正常。当外人见到我时，一般不会发现我得了癌症。不知为何，这件事对我来说很重要。

　　后来，我掉了头发。现在，我感觉自己看起来就像是得了癌症。我从未想过我会想念自己的头发。当头发终于长回来的时候，我发誓再也不要体验一天"糟糕的发型"了。

　　放射治疗并不像化学治疗那么困难。但是，尽管如此，在治疗期间我还是陷入了抑郁。我每天都要集中精力去抗击癌症，指导放疗"射线"摧毁癌细胞。

　　就是在那段时间，我决定做点什么，什么都行，只要可以帮助其他女性。如今我正在为乳腺癌患者制作放疗期间可以穿的罩衣。比起那些一看就是医院风格的空调长袍，这种罩衣穿起来会让人觉得自己好看许多。虽然这只是一件小事，但让我觉得我已经做出了一些贡献。

　　因为我刚完成治疗，所以还不确定自己是不是一个"幸存者"。但我感觉自己已经渡过了某种危机！我还活着，每晚可以哄两个孩子上床睡觉。在未来很多年里，我都计划这么做。

　　致以祝福。

辛达・R.
华盛顿州温哥华

多年前的某个星期一，我在早上九点去做了年度乳房 X 光检查。下午两点回到家时，答录机上已经有一条消息，是我的医生让我回电话。那天下午的四点三十分，我和丈夫回到了医生的办公室。他告诉我，他们在 X 光照片上看到了六个还没有针尖大的点，叫作"钙化"组织。这六个点被证实存在癌细胞。他建议我进行乳房切除术，还要考虑到目前健康的那个乳房，因为我乳腺癌复发的概率是 17%。他想让我考虑接受双侧乳房切除术。我低声哭泣，喃喃自语，极度震惊。但是经过仔细思考之后，我决定去做这项手术。

那是两年前。我的外科医生用他莫昔芬为我治疗，并且每四个月给我做一次检查。每当我想到"钙化"一词，都会感到不寒而栗。大多数时候，钙化组织并不会癌变，只是默默"潜伏"着，但是正如你所看到的，它也可能变成癌症。我从来没有过"肿块"或"增厚组织"，所以，实际上是乳房 X 光照片和医生的警觉意识挽救了我的生命。

罗莎莉·莱尔曼

马里兰州威斯敏斯特

克里斯汀·齐夫查克如今三十四岁。她在二十九岁时被诊断出患有癌症。

我想说的话真的很多，但是似乎许多事情都很难写在纸上。我的故事与成千上万的其他女性的故事并没有太多不同，虽然和其他面临死亡的病患比起来，我的经历和感受并无特殊之处，但是它们仍然对我和我亲近的人有着极大的影响。

经过最初的震惊并做出决定之后，我知道我必须生存下来，成为积极的榜样。我有三个女儿（一个女儿是七岁，一对双胞胎是四岁）、一个姐姐和一个母亲。现在她们的患病风险都增加了。我阅读了关于这种疾病的所有发现，并且与许多乳腺癌幸存者交流，从而获取更多信息。当我为生命而战时，所有这些都成了我的武器。我希望、祈祷并相信自己可以赢。

我不想说我很高兴自己患了乳腺癌——毕竟没有人会希望患上这种疾病。然而，在我和我所爱的人身上发生了太多事情，如果没有癌症，那些事都不会发生。首先，我去医院那天就戒烟了。其次，我认识的许多女性都去做了第一次乳房 X 光检查，因为她们知道乳腺癌会发生在自己关心的人身上。我们所有人都更加注意健康问题以及女性担心的问题。最重要的是，我们都意识到了彼此是多么重要，以及我们之间的爱有多么深刻。而且在表达爱意时，我们不会再难以说出口。

但是，我确实有一种感觉——当我们中的任何人面临危机时，重要的是保持积极，至少要努力抬起头，提升自己的幽默感！笑声确实是一剂良药。我学会了尽我所能地大笑，平时也会经常开玩笑。癌症是严重的，也是致命的，但是如果我们只关注这些事实，就会感到沮丧，这样免疫能力也会减弱。当我们感到心情愉悦时，我们的生命保障系统和身边善意的朋友会对我们有更好的反馈（在最初的震惊过后！），至少其中大多数人会这样。

我在手术时植入了假体，并且开心地对比我的新乳房和旧乳房！我会看到家人的脸上出现一些奇怪的表情，尽管最终我们都会一笑而过。我的丈夫并不总是欣赏我"病态"的幽默感，但我需要这种幽默感来释放我的紧张和对死亡的恐惧。死亡是一种可能的结局，这是我向他传达恐惧的唯一途径。我知道他也会有恐惧，但他并不愿在我面前表现出来。

做完手术后，我很快就听到这样的说法：90%的治愈方法来自肩膀以上（即头脑）。我从未对任何事情产生强烈的感觉。我知道有很多患了乳腺癌的女性在短时间内死亡，但是积极思考可以极大地改善我们的生活。

积极思考——适度美化现实并保持幽默感——生命保障系统——良好的医疗关怀——信任你的医生，这些都将会协助照顾我们，发挥上帝为我们创造的作用。

我的有些家人不明白，为什么上帝会让我在这么年轻的时候就遇到这种状况。三十来岁的我，带着三个年幼的女儿，这似乎是一种惩罚。但是后来我觉得（当时也意识到了这一点），"为什么不能是我呢？"癌症发生了，而我还活着，我的家庭也都从中"受益"，我们的关系变得更近了。我改变了一些有害的行为，并且像我们所有人一样，真正学会了欣赏生活。

我没办法说我希望所有这一切再次发生——至少不要发生在我所挚爱的人身上，但是经历了过去五年半的这一切，并且幸存下来之后，我认为自己能够处理人生中遇到的大部分问题了。最后，请不要（哪怕是任何人）向我抱怨变老！我在每年生日那天都非常快乐，因为我知道，自己活下来了，而且明年也可以如此。我迫不及待地要等到自己变老，然后告诉大家："我是在二十年前——三十年前——四十年前确诊的。"我们中的任何一个人，无论是再多活一周，或者一个月，或者二十年，我们的生活都是由自己创造的。每一天都是上帝的恩赐，如果我能因为自己身上发生的这些事，触及另外一个人的生活——

那么我将会知道，我的生活并没有白费。

祝你好运，愿上帝保佑你。

克里斯汀·齐夫查克
俄亥俄州吉拉德

　　我最初确诊乳腺癌是在 1973 年秋天，那一年，我接受了一次根治性乳房切除术，切除了我一年前发现的肿块。为什么我会延迟治疗呢？仅仅是因为我的内科医生一直觉得我完全健康，并且告诉我"什么问题都没有"。对我来说幸运的是，我就在所属社区的小型医院接受了乳房切除手术，尽管手术很激进，但并不复杂，而且医生的操作很熟练。

　　如果生命是从四十岁开始的话，这真是一次意外的重生！我逐渐开始进行了卓有成效的自我认知、精神成长和社区活动，这些对我来说都很重要。从身体上来讲，我感觉很好，并且非常享受休养与恢复的时间，这是自十多年前我的三个孩子出生以来的第一次。或许，我也享受了这份"惊险"所带来的好处，并且没有遇到家人和朋友曾担心或预期发生的灾难性后果。大约在十三年后，剩余的乳房中突然出现了第二个肿块，而活检报告显示，这次又是乳腺癌。但是这个时候正风行乳腺肿瘤切除术。那是 1986 年。我有两种选择：一种选择是肿瘤切除术，术后我必须在距离我一个半小时（艰难）车程的医疗中心接受放射治疗；另一种选择则是进行第二次乳房切除术。

对我来说，这是一个简单的选择。我并不热衷于开着车长途跋涉，所以我选择了乳房切除术。我知道这不是问题。此外，第二次乳房切除术保证我可以重新恢复"一马平川"的状态，并能选择自己想要的尺寸。

今天，距第一次手术已经过去二十多年了。值得庆幸的是，我最大的健康问题不是乳腺癌，而是关节炎所带来的疼痛！

帕特里夏·J. H. 敬上
新罕布什尔州彼得伯勒

我是一个七十一岁的"年轻人"。七年半前，我在洗澡之后照镜子，注意到左乳房的乳头内陷了。我当然很震惊，并随即去看了外科医生。乳房 X 光照片显示我有两个肿块。在做完手术和所有检查后——我有一个淋巴结呈阳性——医生告诉我，癌症已经在我身上"潜伏"八年了。那几年我感觉很好，身体就像四十岁一样。癌症真是个狡猾的敌人。

癌症病情缓解三年后，在 1993 年 4 月再次爆发。肿瘤标志物测试 CA 15-3 的正常数值是 30。我的最初测试结果是 40，然后在三年内攀升到了 79。美国食品和药物管理局（Food And Drug Administration）称测试不太准确，于是我进行了一次骨扫描，结果表明癌症已经扩散到了我的臀部和脊柱的骨骼中。我立即去了斯隆·凯特琳[1]，在那里接受了激素和类固醇的治疗。但是，三年之后，他们不再提供帮助。现在我在接受化学治疗和放射治疗。对于骨髓移植或干细胞移植而言，我的年龄已经

---

[1] 即纪念斯隆·凯特琳癌症中心（Memorial Sloan Kettering Cancer Center），位于美国纽约的癌症治疗和研究机构。

太大了。

我在过去的七年半里已经在使用他莫昔芬、类固醇、抗激素药物并接受了化学治疗，但我似乎已经没有太多治疗方法可用了。剩下的办法，就是使用更强的化学物质和苯甲醚。与此同时，我努力跟上新技术的发展。我向医生询问所有新的治疗方法。我拨打1-800-4-CANCER致电美国国家癌症研究所（NCI）了解最新信息。我了解所有可用的疗法，包括替代疗法。

我不能哭，所以我宣泄情绪的方法，是去寻找一个癌症互助小组。在那里，我可以自由地谈论自己的病情。我可以将心事放空。我有来自卢尔德、孔吉斯科和耶路撒冷的圣水。我有积极的态度，我知道这会很有帮助。我祈祷的同时会使用水晶，并戴上我的生日石（紫水晶）。而且我正在寻找其他替代疗法，以免之后用尽各种医学治疗方法。我甚至服用了Essiac，这是我从加拿大的一位护士那里得到的草药啤酒。我正在努力维持生命。

你选的医生决定了你的运气。他们并不是神。他们会尽力而为，但是你必须进行自己的研究，并且拥有掌控权！

向关心的你致以爱意。

卢克雷西亚·维克多

纽约州锡拉丘兹

1974 年 10 月，我震惊地听到外科医生说，他从我的乳房中切除的肿瘤是恶性的。我花了二十四个小时来了解疾病的程度，以及可以选择的治疗方法。这是我人生中最漫长的二十四个小时。我脑海里想的只有一个问题：等待我的是生还是死？

外科医生解释说，如果我想活下去，也不希望癌症复发，我应该进行一次彻底的乳房切除术。由于我在医学领域工作了将近九年，他不必向我解释这会带来什么。第二天，我做了根治性乳房切除术。我的整个胸部几乎都留下了疤痕。我的胸部被切除至胸腔肋骨处，余下的皮肤十分紧绷，所以你甚至可以看到我的心脏在跳动。

有人告诉我，我将有三到四个月不能工作。由于我二十七岁，离了婚，还有个两岁的儿子要养，所以我下定决心，不去改变自己的生活方式。做完手术三个星期后，我回到了工作岗位，至今都没有停止过工作。

做手术时，我已经和某人约会了一年，但是在手术后，他无法适应我的情况，所以我们各奔东西了。在手术后的头三年，我很少和别人约会。但在 1977 年，我去相亲了。这是我的女性朋友给我安排的约会。和这个男人约会一个月后，我知道我爱上了他。这就意味着，我不得不告诉他有关我的乳房切除术的事情了。令我惊讶的是，他告诉我，他爱上了我，乳房切除术这件事对他来说并不重要。这简直是"九霄云上"的幸福啊！两个月后，我们结婚了。如今，我们彼此相爱，就像我们见面的第一天那样。

1984年，我决定进行乳房重建。我丈夫并不支持，但我很想为自己而做。我想要再次穿上比基尼和低胸上衣。现在我终于可以了。这项手术极大地改变了我的生活。

我现在经营着自己的公司，需要在外工作。我还有个十四岁的女儿，她在五岁时被诊断患有青少年糖尿病。我开启自己的事业，也是为了能够与她在一起度过更多的时间，并且帮助她应对即将到来的青春期。我知道我是她的榜样，因为我证明了：即使你身患疾病，也并不意味着你没有未来——你可以活得很长。我总是鼓励她不要放弃。

就像与我有过类似经历的大多数女性一样，我每天都怀着癌症可能会复发的恐惧。不过，我已经成为一个更坚强的人了，并且学会了不再将生活视为理所当然。

琳达·J. 谨启

佐治亚州布鲁克菲尔德

　　我是一名"病龄"六年零四个月的乳腺癌幸存者，被诊断出癌症时才四十岁。我当时已婚，育有两个孩子（分别是十七岁和八岁），平时总是积极生活。我进行了根治性乳房切除术和化学治疗——曾经经历过这种治疗的人，都会有他们各自的（或好或坏的）故事，也会有许多身体上和情感上的应对技巧。在这里，我有两个建议想要与你们分享。

　　第一，要对自己的健康负责。做完每年例行的乳房 X 光检查仅四个月后，我在左乳房发现了一个巨大的肿块。如果我仅仅依赖乳房 X 光检查的结果，那么今天我肯定不会这么健康。每个女人都需要利用好自己的第六感。定期去看医生，听取他/她的建议和忠告。但是，如果你觉得有什么不对劲，则不管检测结果或医生检查结果如何，请重新检查。再做一次检测，听取第二诊疗意见，不要胡思乱想，但是要对自己的身体负责，并且对照顾它的人负责。

　　第二，接受帮助。我是一名独立女性，丈夫又经常出差，所以我习惯于大部分事情都由自己完成。当时，我有一份兼职工作，要管理一个家，要照顾孩子，做一日三餐等，还要参加教堂、社区和学校的活动。随着化学治疗开始对我造成伤害，我意识到自己没有办法完成所有事情。这对我来说很难。

我不习惯依赖别人，但是我很快就发现，我无比需要别人所提供的帮助，比如一日三餐、打扫卫生、坐车去医院、开车接送孩子、图书、鲜花以及见面时的拥抱和握手。这么多的朋友都给予了我百般照顾，也使我成为一个更有爱心的人。这不仅对我有着无法估量的帮助，也反过来帮助了我的朋友们。我接受了他们馈赠的食物、时间和爱，在我努力治愈自己受伤的身体时，也治愈了他们受伤的心灵。由于生命中的那段时期，如今的我们每个人都变得不同了。接受帮助，然后等你再次变得强大时，帮助别人。

帕蒂·怀特恩 谨启

伊利诺伊州森林湖市

　　我最近被诊断出（乳腺）恶性钙化，并做了改良根治手术，目前正在接受化疗。虽然这似乎有些奇怪，但是自从发现自己患有癌症后，我的生活却变得更好了，就像许多患乳腺癌的女性一样，最初我的内心充满了愤怒。我经历了抑郁，也感觉自己很丑陋。最终我意识到，即使我对疾病无能为力，我也有能力控制自己的生活。换句话说，我拥有选择权。我可以闷闷不乐、自怨自艾，也可以接受自己的疾病，然后充实地生活。我选择接受我的疾病。现在，如果有任何损害我健康的人或物，我会将它与我的生活分开。我对上帝还有我的医疗团队充满信心。这对我的康复很重要。我只要过好每一天就好。为什么要担心明天？今天还没有结束呢。

内萨·阿伯特

纽约市布鲁克林

　　起初，在他检查切口时，我们"闲聊"了一下。我试图通过观察他的神情来猜测事情的走向。我注意到，他的目光游离在房间各处，却没有看向我。然后我听到了那句令我害怕的话："凯耶，告诉别人这种消息一直都很难……"

1988年11月的一个晚上，我在看一档叫作《注定要活着》（Destined to Live）的电视节目，其中有几名男女讲述了他们关于乳腺癌的经历。当我看节目的时候，想起了自己一直在拖延预约妇科检查的时间。我还记得当时自己想："如果这些男女都能挺过所有的这些困难，我肯定也可以去接受检查。"于是，第二天早上我就去看医生了。

　　身体检查进行得很顺利。我的医生说，鉴于我最近刚满三十五岁，建议我做一个乳房X光检查。他表示自己并没有坚持要我这么做，因为我的体检结果没有什么不寻常的地方，但是他觉得应该遵循美国癌症协会的指导方针，用乳房X光检查来筛查一下。我同意他的看法并且做了预约。两天后，我接受了 X 光检查。检查完已经接近中午了，技术员在我走之前告诉我，她将在接下来的几天内把报告发给我的医生。

四个小时后，我回到了办公室，却接到我的医生打来的电话。他告诉我，乳房 X 光检查的结果有些令人担忧。他想要我今天下午联系一名胸外科医生。事实上，他会在挂断电话后立即打电话给外科医生，所以希望我立即预约。我的第一句话是："你在跟我开玩笑吧。"他向我保证，他并没有在开玩笑，而且不断向我强调去看外科医生的紧迫性。那是星期五的下午三点。没过一个小时，我就出发了。

当我开车去外科医生的办公室时，我意识到，我甚至还不知道问题出在我的左侧还是右侧乳房。我绞尽脑汁地想要回想起一些线索，弄清楚到底问题出在哪里——却一点线索也没有。我并未感到任何异常，也没有任何不适。实际上，我一直感觉良好。我的妇科医生已经为我进行了身体检查，没有发现任何肿块。怎么会出现了这么可怕的事情，而我却对此丝毫不知情呢？

外科医生给我看了我右乳房的 X 光照片。其中有一个区域看上去比周围的组织要密得多。它似乎伸出了长长的"手指"，从它的核心辐射出来。医生想为我进行手术活检，但那时已经是星期五下午，没有手术室可供使用。他建议我此时进行针吸活检，看能否提供任何有用的信息。一个半小时后，我们拿到了病理报告——乳房组织中含有非正常的细胞，但医生无法下结论说它们就是癌细胞。我们将不得不等做完手术活检并且拿到结果，才能确定肿瘤是否为恶性。

我度过了人生中最漫长的一个周末，不知道接下来的一个星期到底会发生些什么。星期一下午，我进行了手术活检。两天后，我回到外科医生的办公室听取结果。他解释说，我有一个直径2厘米的恶性肿瘤，属于浸润性导管癌。我只记得他说要切除我的一部分乳房，也可能是全部乳房，其他的我一点也不记得了。他让我花几天时间来消化这个诊断结果，然后再回来找他，他会和我一起分析治疗策略。

我有太多的事情需要考虑了。我可以选择接受乳腺癌改良根治术，或者是做完肿瘤切除术之后进行放射治疗。我还要考虑是否要做乳房重建手术，如果要做这项手术，需要考虑是立即进行还是等到以后。在接下来的一星期里，我不分昼夜地阅读我能找到的有关乳腺癌及其治疗方法的所有内容。我回到医院与医生进行了进一步交谈，从而弄清楚自己的所学与面临的选项。为了做出一个重要的决定，我从来没有像现在这样快速地学习这么多的东西。通过对所有选项进行排序之后，我得出结论：最适合我的治疗方案是进行乳房切除术。另外，乳房重建手术并不适合我。

12月2日，我切除了乳房。我的预后结果显示，没有迹象表明癌症已经扩散到肿瘤部位之外。医生们觉得，由于很早就检测出了癌症，所以我的长期生存率是相当高的。我得知，后续我需要接受某种辅助治疗——化学疗法或者是激素疗法。我选择了激素疗法，并且开始服用他莫昔芬。

我在手术后不到一个月就回去工作了，并且开始进入康复阶段。在八个星期的时间里，我参加了互助小组的各种聚会，和那些切实了解我正在经历的事情的女性一起，讨论了有关我的康复进程的方方面面。随着时间的流逝，我不断学习有关乳腺癌的知识，并且意识到自己曾经是多么的幸运。

整个经历对我来说就像是一场自我觉醒。在那之前，我的生活一直处于自动驾驶模式。这看起来像是一场无尽的旅程。我根本没有想到，自己的生命会在三十五岁时受到威胁。我实现了许多目标，并且对自己的生活感到满意。我独身一人，搬到俄勒冈州，买了房子，有个好工作，还有一帮好朋友。我认为这一切都是理所当然的。尽管还有很多我想做的事，但我并不想获得更多"物质"上的东西。我加入了对我帮助很大的互助小组，即俄勒冈州波特兰市圣文森特医院和医学中心的乳腺癌拓展项目。它慷慨地给予了我希望和支持，也使我有机会去帮助其他女性。

第二次确诊

1991 年的秋天，我的左臂开始出现问题——它会突然失去活动能力……我无法摇下车窗，也无法伸出手把信件投进汽车邮筒里。这个问题会持续一天或者两天，然后又恢复正常。第一次发生这种情况的时候，我以为自己肯定是在庭院干活的时候拉伤了手臂。第二次的时候，我回想不出任何可能会对我的手臂产生压力的活动，所以就开始担忧起来。等到第三次的时候，我意识到，虽然这种想法很疯狂，但我的手臂正好是在经期开始之前出问题的。我有些惊慌失措了。这种情况和我的乳腺癌有某种联系吗？我最初的肿瘤是雌激素受体阳性，这意味着它依赖于雌激素的生长。我手臂的问题也是受激素影响吗？我在做完乳房切除术两年后停止服用了他莫昔芬。那已经是一年前的事了。

我去找了肿瘤科医生，并向他解释了我的理论。他坚持说我的手臂上有肌腱炎，并让我服用一些止痛药。他说他知道我担心乳腺癌的复发，但不是我每一次的疼痛都与乳腺癌有关。所以我回了家，吃了药，试图不去过分担心。

止痛药并不管用。一天晚上，我在半夜醒来，因为手臂的剧烈疼痛而哭泣。我知道自己得的并不是肌腱炎。我又回到了肿瘤科医生那里。他终于建议对我的肩膀、手臂和脖子做 X 光检查，因为我可能是出现了神经挟捏。由于 X 光照片上有阴影，医生建议我进行骨扫描。终于有进展了！扫描显示肱骨有问题。于是我又做了骨活检。从麻醉中醒来时，发现我的手臂绑在了我的身上。骨科医生打电话告诉我，必须等病理报告出来才能做诊断，并让我不要移动我的手臂。我回到家，等待消息。

两天后，我的肿瘤科医生打电话给我。他说我患有转移性乳腺癌。不仅如此，自从我做乳房切除术以来，转移性乳腺癌已经在我身上潜伏了整整三年。骨骼中的癌细胞与我的原始肿瘤中的细胞是相匹配的。在我进行乳房切除术之前，癌症已经扩散了，而且并未被发现。怎么会这样呢？我的淋巴结没有问题。在我手术时，没有迹象表明癌症已经从原有的肿瘤扩散到了其他部位。

恐惧笼罩了我。作为一名志愿者，我一直在向其他女性科普有关乳腺癌的风险。为此，我已经充分地学习了关于这种疾病的知识。我知道乳腺癌会扩散到大脑、骨骼、肺部和肝脏。我知道复发率和长期生存率的统计数据是怎样的。我知道自己遇到了大麻烦。

因为我的病例被认为有些不寻常（肱骨中的转移不太常见），所以医院肿瘤委员会对我的病例进行了复核。我的骨扫描显示，癌症只转移到了我的手臂上。当乳腺癌扩散到骨骼时，它通常会出现在许多部位（医生告诉我，通常会出现五到一百处）。但是我只有一处转移！肿瘤委员会建议我做积极治疗，包括六个星期的放疗，几个月的化疗，并切除卵巢（从而清除身体系统中的雌激素）。在短短的几天之内，我接受了卵巢切除手术，并开始进行第一轮放射治疗（总共二十八轮）。大约两个星期后，开始了为期五个月的化学治疗。

叫醒服务

如果真的存在为我提供的"叫醒服务"，那这次就是了。这一次，医生谈论的并不是生存率的数据。我正面临一个非常不确定的未来。我坚信，我会成为癌症复发后仍然存活的人之一。

1992 年 10 月，在完成化疗仅仅几个月之后，我参加了波特兰的第一届"治愈者比赛"。这是令人难以置信的一天，也是我一生中最美好的一天。作为一名癌症幸存者，我感受到了来自那天跑步或走路的六千名女性的支持。这是我会一直珍视的经历。

自我被诊断出癌症已经过去了将近五年，距离复发也已经将近两年了。从治疗结束以来，我每三个月做一次检查，并且在此期间进行了三次骨扫描。没有任何迹象表明我体内的癌细胞发生了转移。我又健康了！

　　我的旅程驶过了一些危险的弯道，但是我如今正在一条康庄大道上，享受着每一英里的旅程。

凯耶·瓦尔茨

俄勒冈州比佛顿

今年 7 月底，我在纳什维尔的范德堡大学接受了干细胞移植。我出现了好几种并发症，其中一种是肺部积液，这对于患有免疫缺陷的我来说，是非常危险的。医生给我上了好几天的呼吸机，但我对那个时期的记忆几乎是空白的。我的丈夫听到医生说，我可能没办法挺过去了。但是，我最终证明他们是错的！我的身体状况几乎是在一夜之间得到了极大好转。医生和护士说，我的康复可以算作是一种奇迹。

有很多人曾为我祈祷，而我很庆幸自己能走到这一步。最新的 CAT 扫描显示，我的情况有"很大改善"。我每天都过得很充实，并且感谢上帝创造的生命奇迹。

坏消息是，保险公司拒绝支付移植手术的任何费用。所以，我的丈夫收到一张 14 万美元的医疗账单。我们有一位出色的律师，他认为我有机会获胜，但可能得走司法程序。祝我好运吧。

此致

南希·马丁

弗吉尼亚州夏洛茨维尔

五年前的这个月，我被诊断出患有乳腺癌。我当时觉得，那是生命中最为黑暗的时期。我的肿瘤直径差不多有2厘米，因为癌症已经入侵到了淋巴结——在二十一个淋巴结中有九个是阳性的，所以我做了乳腺癌改良根治术，然后进行了六个月的化疗。

随后，我恢复了作为小学二年级老师的日常工作，这确实有助于让我不会时刻想着这种疾病。由于治疗时间是在星期五下午，所以我很少耽误学校的工作。自从患乳腺癌以来，我其实并没有开始任何新的事业，或者是走上一条不同的人生道路。实际上，我的生活和之前几乎完全一样。我的两个孩子读完大学之后就搬出去住了。学会放手对于我来说很难，但生活还是要继续。我已经认识到，不能用癌症作为理由，说服我爱的人或整个世界去做我自己想做的事情。

有时候，我会暗自感叹生活的不公，疑惑自己到底做错了什么，才会患上这种疾病。而有时候我会觉得，从现在开始，生活带给我的应该只会是美好的事物。但是我知道，生活境况往往并不会因为患有癌症而改变。一个人也并不是必须得到外面尝试新的事物，才能向自己证明已经找到了内在的力量和勇气！恰恰相反，只要在面对每一天的时候，期待着生活的馈赠，并且接受即将到来的一切，就能够显示出一个人最大的勇气和力量。

生活就是生活！我们谁都不知道人类在这个地球上存在了多久。我只知道，我需要充分地享受自己的生活——不论癌症是否到来——我只要保持积极的态度就能做到这一点。

伊丽莎白·H. 谨启
科罗拉多州奥罗拉

　　我来自一个有着"丰富"癌症史的家庭。我的母亲在五十岁时便因乳腺癌去世，我的哥哥于四十岁时死于癌症，而姐姐在四十三岁时也被癌症夺去生命。我一直都把自己照顾得很好——好好吃饭，每天锻炼，并且定期去做 X 光检查。然而，我依旧很担心。而且越接近四十岁，我就越担心。幸运的是，这四十年就这么安然度过了。在我四十三岁时，恐惧再次降临，但我又一次成功地克服了它。到了四十八岁那年，我收到了诊断消息。是乳腺癌。它终于来了。

　　有时候，我会考虑写一本书记录自己所经历的一切。如果要动笔的话，我可能从我的密友在三十八岁去世的故事写起。她之所以会英年早逝，是因为当她发现乳房肿块时，由于恐惧而拒绝看医生，直到为时已晚。我还会写到第一个与我谈论患乳腺癌经历的女性，以及她是如何让我感到安心，并且认识到每个人都不应该害怕与他人谈论这种疾病的。

　　我还会在书中讲述在手术之前，看到母亲站在我面前向我飞吻；也会写到我对上帝的信仰，以及祂陪伴在我左右，给予了我力量。

我想写的还有很多很多……

露易丝·B.

马里兰州格兰茨维尔

　　以下是关于我的一些背景信息。我在1989年12月（三十二岁时）被诊断出乳腺癌，之前并无任何"家族史"。随后，我做了两次手术，六个月的辅助化疗和三十五次放射治疗。今天，我已经快四年没有复发迹象了，感谢上帝。

　　我在确诊后很早就知道，正是人们"对未知的恐惧"使得一切变得如此可怕。当然了，每个人都必须以自己的方式来处理这些问题，但是我的方式是尽我所能地去减少"未知"。对于我来说，靠的就是教育和信息。我知道得越多，应对问题就越容易，也更能向我的家人和所爱之人解释这一切。我阅读了所有可以接触到的东西，更重要的是，我对我的肿瘤科医生总是"打破砂锅问到底"。

　　许多刚确诊癌症的患者对肿瘤科医生是百分百信任的，但是医生也是普通人类，不可能什么都知道。的确，他们比患者更了解癌症以及肿瘤学，但是这一领域仍然有很多尚未解决的问题。由于肿瘤科医生每天都要处理这些问题，所以往往会认为你（即患者）已经对疾病有了足够的了解。这就是为什么我必须要向肿瘤科医生追问各个方面的问题。

提到"家人"，就不得不说到……我的母亲。我真切地觉得，与我经历的磨难相比，她所承受的更加艰难。作为父母，你的孩子（无论年龄大小）生病，都要比你自己生病更加难以接受。但是，由于我全面细致地向我的母亲解释了所有事情。对于她来说，癌症就没有那么可怕了。

我和丈夫只有一个儿子（六岁）。我们非常希望能够生育第二个孩子，并且继续我们的生活。我们已经与我的肿瘤科医生和妇产科医生详尽地讨论过这个问题。我的肿瘤科医生在医学图书馆做了广泛的研究，以了解现在关于这个问题的统计数据。但是，由于只有6%的乳腺癌病例是四十岁以下（或是育龄）的女性，因此目前的出版物中尚无大量数据可供参考。

他发现，女性后续怀孕或者没有怀孕，在乳腺癌复发率方面没有显著差异，而且长期的存活率似乎也没有受到影响。一项研究甚至表明，那些继续生育更多孩子的女性，会比那些没有继续生育的女性有着更高的存活率。

在过去的几年中，肿瘤科医生建议所有育龄期的乳腺癌患者都不要怀孕，因为当时的人们认为，由怀孕引起的荷尔蒙水平升高，会刺激或促进癌症的生长或复发。

如今，医学界就这个问题进行了更多研究，产生了不同的数据和理论。但是令人恐惧的事实是，没有具体的证据表明"是的，如果你怀孕的话，这种情况就会发生"或者"不，如果你怀孕的话，这种情况不会发生"。没有人能够给你一个明确的答案……一切都是猜测/理论。

我的肿瘤科医生所担心的事情，其实并不是怀孕会促进复发，主要是"生活质量"方面的问题。比如说，假设我的癌症复发，也许还会因此殒命，我的丈夫将如何照顾一个六岁大的孩子以及一个婴儿呢？

根据我们目前为止收集到的所有信息，以及与医疗专业人员的多次讨论，我和我丈夫认为，如果癌症注定要复发，无论我们是否生育更多的孩子，它都会发生。我们不管做什么，都无法防止或改变这一事实。如果情况真的如此，而我必然要经历复发，那么好消息是，我的儿子将会永远拥有一个弟弟或者妹妹。我的内心底线应该是，不愿总是抱着"如果……会怎样"的想法去生活吧。

洛里·H. 谨启
科罗拉多州阿瓦达

　　发现自己身患乳腺癌时，我只有二十六岁。我立即想到了我的小女儿，以及我丈夫和我未来希望生育的孩子。为什么是我？我想知道。为什么是现在？我想要尖叫，想要打碎东西，想要摧毁一切！我丈夫说："那就扔鸡蛋吧！"他从冰箱里拿出了鸡蛋，我开始把它们往水槽里扔。随后一发不可收拾。（天花板上至今还有扔鸡蛋留下的污渍。）

　　我想要掌控局势，然后我做到了。我知道我无法左右自己患有癌症的事实，但是我觉得我可以控制自己不复发。我的看法是，每个人的生活中都会遇到许多重大挑战。我只是提早遇上了我的困境罢了！你会发现，重要的并不是癌症，而是将癌症从我们的身体中赶出去，然后继续生活。所以，我做了乳房切除术，然后又接受了化学治疗。我更在意的是失去头发，而不是失去乳房。我对人类的头发数量感到吃惊。因为我掉了大约三分之二的头发，却从来没有戴过之前做好的假发。

　　如今，已经过去了将近五年。现在我们有了四个孩子。他们对我来说胜过一切，是我曾经和现在生存的意义。在今年复活节的早晨，经历了巧克力酱"爆炸危机"之后，我在沙发上伸展四肢想要放松一下。没过多久，我的四个孩子都加入了我的"沙发瘫"！新玩具、糖果以及一盘新录像带——而且他们都想要我的陪伴！这就是我的生活……

　　照顾好自己。

金·C.
俄亥俄州斯普林伯勒

1989 年 6 月，我第一次被诊断出患有乳腺癌。当时我三十五岁，女儿才二十个月大。我做了肿瘤切除术，并接受了放射治疗。我的预后非常好，对此我感到非常满意。

我也天真地相信这个故事到此为止了。

到了 1992 年 2 月，我已经有了一个一岁的儿子，却开始感觉头痛和腰酸。医生告诉我，我患有Ⅳ期转移性乳腺癌。我的视网膜后面有一个，下脊柱有几个肿瘤，肝和骨髓中还有几个。经过无数次咨询和许多不眠之夜后，我认为进行骨髓移植是我最好的机会。

我在芝加哥圣卢克医学中心进行了两项移植。第一次是在 6 月。我以正常剂量的十倍进行了五天的化疗。我在医院的骨髓移植中心待了三个星期，然后在家里待了六个星期。我必须注意不要感染，因此不得不远离人群。我甚至不能去换儿子的尿布。但是至少我还在家。我感觉真的很好，每天都会走一英里。

我在 9 月回到医院进行了第二次移植。我获得了 20% 的治愈机会，但也存在 10% 无法存活的概率。这些统计数据让人感觉很不安，但我也了解到，乳腺癌Ⅳ期的女性，如果接受的是常规的化学治疗，90%都无法挺过五年。我当时不知道的是，医生在我的股骨和胸部发现了第一次化疗中没有杀死的癌细胞。我想，应该在第二次移植治疗的时候把它们解决了吧。

移植本身并不痛苦，但会令人感到不适。

你会发烧，会感觉恶心，还会呕吐，而且总是担心自己会感染。在医院里，你所能做的就是在大厅里走走看看，这样可以认识其他的移植患者。当我进行第一次移植手术时，遇到了一个年轻女子。她回家后又得了肺炎，进了重症监护室，后来去世了，留下一个三岁的儿子。

因此，我的恐惧始终存在着。从不曾离开。

到了第二次移植，肉体上不会那么痛苦，但是在情感上却十分艰难，因为我知道，这很可能会成为我的终点。一开始，你按照制订的治疗计划进行，知道接下来会发生什么，按部就班地坚持下去。但是突然之间，到了最后时刻，你会想：如果治疗不起作用怎么办？

在这段时间里，我经历了许多积极的事物——一种内在的力量和坚强的战斗意志。在经历了这件事之后，我感觉自己可以承受住生活中发生的任何事情！我的丈夫、家人和朋友都很棒。我对上帝的信仰比以往任何时候都强。我相信祂一直都在指导我。

我不是一个特例——我遇到的许多女性都接受过骨髓移植，而且她们至今也很健康，即使是在移植三四年之后也是如此。

我希望女性们都知道，被确诊乳腺癌并不意味着被宣判死刑。我极力主张遇到这种情况的任何人，在治疗过程中都应拥有知情权并且积极应对。不要将所有决定都留给医生。对于正准备移植的你们，我想说的是：加入"移植俱乐部"并非我们所愿，也许在你看来，它永远不会结束。但是，请始终记得，希望是存在的——坚持一天算一天，永远不要放弃。

我就是证明这种疗法有效的活生生的例子！

南希·阿诺德 谨启
伊利诺伊州普兰菲尔德

　　在我去看医生之前几个月，注意到右乳房上出现的一个很小的肿块。和千千万万的女性一样，我告诉自己，这没什么。毕竟我有乳腺纤维腺瘤，过去也曾检查过乳房中的肿块。每个月进行自我检查时，我都会确定那个小肿块没有改变或长大，因为我相信如果肿块没有变大，就是正常的。

　　突然间，好像我看的每本杂志都有一篇有关乳腺癌的文章，我读得越多，就变得越紧张。在这段时间里，我的肿块一直保持不变，但是我触摸它的次数越来越多。到了 6 月，我让我的丈夫帮我感受一下肿块，看看它是否变化了或变大了。而他毫无疑问建议我去看医生。我把他的建议埋在心里，并继续与关系好的同事讨论我的恐惧。

　　最终我还是做了一次检查，后来又进行了超声波检查，结果发现我乳房深处还有另外两个无法抽吸出液体的肿块，所以我与外科医生预约了会诊。我和丈夫从他那里学到的东西，比我们所关心的要多得多。我们关心的是，如果这些肿块被证明是癌症的话，我会有哪些治疗的选项。事实证明，它的确是癌症。

　　不久，我们身边的每个人都知道了这件事。有些人很好地接受了，有些则没有。我们是从一开始就接受了癌症，因此决定过好每一天就行。有些日子，比其他日子要更艰难些，但我们团结在了一起。肿瘤科医生说，我应该感到很幸运，因为我很早就发现了癌症。但是，我也不能掉以轻心，因为它毕竟依旧是癌症。他告诉我，如果做乳房切除术或者肿瘤切除术，并且对乳房进行放射治疗，治愈率能达到 90%。

　　我选择进行乳房切除术和放射治疗。我随后做的腋窝淋巴结解剖显示，我已经没有阳性淋巴结了。我怀着喜悦和感恩的心情欢呼，并且恢复得很快。我的放射治疗被安排在下午，这让我有时间去上班，然后在接受治疗后回家。每次治疗都是同一套流程：从腰部往上脱衣，穿上袍子，躺在桌子上，然后露出我的乳房（由于我已经习惯了，所以这变得很容易）。治疗师将机器设置在我胸口上贴黑色标记的地方，然后我们就开始了。

　　我一直称其为"秒杀（The Zap）"，尽管在 60 秒的治疗过程中我从未有过任何感觉。我唯一的不适是肿胀和干燥，这引起了整个乳房及其周围的瘙痒。

　　治疗师在第一天就发现，简·莱德（也就是我）很擅长积极思考，并且会成为幸存者。我有很多故事要讲，也有许多担心和希望得到回答的问题。这些女性在我的治疗中赚到了工资！我在诊所待的六个半星期里，她们和我的护士是支持我的全部力量。我永远都无法偿还她们。

　　我希望我可以告诉大家，乳腺癌患者的数量正在上升，而我们女性在应对癌症时需要有清醒的认知，将我们的恐惧转变为面对现实的力量。保持健康，并且定期做检查。如果你发现了一个肿块，无论它是大的还是小的，硬的还是软的，请去医院检查一下！如果需要的话，可以征求第二和第三诊疗意见，但是不要总是生活在恐惧之中。

　　这封信完成于我进行最后一轮治疗的清晨。当我写下最后一句话，并回到工作中时，我的眼中饱含喜悦的泪水。

　　我是幸存者！

简·莱德 谨启

威斯康星州特伦珀洛

埃伦·S. 居住在康涅狄格州北避风港。在生完第三个孩子后的第六周，她在产后检查中发现了癌症。当她寄出这封信时，她刚刚完成了一轮高剂量的化疗，即将进入波士顿的丹娜－法伯癌症研究所参与骨髓移植项目。当时她三十六岁。

> 这是我寄给支持我、爱我的可靠家人和朋友的一封非常私人的信的副本。它总结了我的态度，也是我写给他们的最掏心窝的话。

致我亲爱的家人和朋友，

自从我与乳腺癌的战斗在今年 5 月初打响以来，我还没有写过任何感谢信。我已经决定，现在必须用电脑来写这封感谢信了，因为在那段时间里，我收到了源源不断的关爱与支持，多到超过了我的想象。因此，请原谅我使用冷冰冰的打印体，并相信这封信出自我的真心实意。

我脑海里已经把这封信写了一百次。我一直在寻找合适的词语来表达我的感激之情，感谢你们所有人所给予我的巨大支持。你们送来的鼓励、祈祷、电话、慰问卡、书籍、宗教徽章、食物、鲜花、帽子、围巾，还有帮忙照顾孩子等很多事情，都帮我渡过了难关。拥抱、灵感、微笑和幽默感（还好它从未离开），一直是我康复过程中不可或缺的一部分。在我的余生（我希望它会很长很长）之中，我永远不会忘记，你们为"支撑"我们度过人生中这个异常艰难的时期而做的一切。

我刚刚接受了最后一次化疗，并且准备在 10 月 28 日去波士顿的丹娜 - 法伯癌症研究所接受大约三周的治疗。我将接受骨髓移植，希望它能成为让我不再经历这一切的保险措施。

回首这个夏天，很多事情都变得模糊了。在这么短的时间里，发生了这么多事情，但兵来将挡水来土掩，就这么熬了过来。没有我的至亲——布莱恩和我们双方的父母，我一个人不可能做到这件事。他们见证了这场苦难中的好与坏，成了"托起我羽翼的风"。

从一开始我就意识到，尽管我不喜欢上天对我的安排，但我下定决心要认真应对。我们的生活无限美好，是无法被困难所摧毁的。

我有三个漂亮的孩子。每当我看着他们的小脸，我就告诉自己，要坚持完成那些在医学上、身体上和情感上必须要做的事情。我怀着劳拉的时候还没有被诊断出癌症，对此，我很感激。我的第三次怀孕过程十分愉悦，分娩也不困难，并且与我可爱的宝宝度过了快乐的六个月。我把瑞秋当作我的忘年小友，因为她是那样的善解人意，并且时常能帮助我。

当然，还有我的儿子埃里克，在一分钟前还是贴心小棉袄，一分钟后就会为了盘子里的一口食物而与我争吵——这使我无暇担心自己的问题！

维姬一直和我们待在一起，确保我有好好吃饭（我们觉得她不像墨西哥人，而是拥有一半犹太血统和一半意大利血统）。此外，我有着最美好的家庭，这世间最好的朋友，以及能够获得的最棒的医疗帮助。有了我生命中所有的美好事物，我知道，我必须积极思考，用愉快的思想、美好的回忆和对未来的希冀，来取代自身的恐惧。我珍惜当下馈赠的礼物，也确实拥有了内心的和平与欢乐。会想要以最简单的形式过着更充实的生活，享受生命本身的恩赐。

这封信接近尾声，我的眼里已经饱含泪水。我再次衷心感谢你们为帮助我康复所做的一切。请相信，在你们有需要时，我会在所不辞。

献上满满的爱与感谢。

埃伦

在住院的前一天晚上，埃伦给她的孩子们写了下面几封信。

致我亲爱又贴心的瑞秋（六岁），

当我准备去医院做骨髓移植时，我觉得有必要给你们每个人都写一封信，告诉你们我有多爱你们。

我在你身上看到的美丽，没有言语可以形容。这种美丽不仅是外表的，也是内心的。你真的长大了。有时我会担心，这个世界在你的肩膀上压了太多的重担。事实上，每当我看到你时，你那美丽的眼睛和脸上的笑容，都会让我的这一天变得更美好一些。

我知道，最近几个月都过得很艰难。过去我们常常一起做的那些特别的事情，如今都没有办法完成了。但是，现在已经是最后的关键一步。我必须要离开，因为只有这样才能够和你，还有你的爸爸、埃里克和劳拉，继续生活在一起。如今我真正的人生目标，只剩下与大家永远不分离，然后成为一位好母亲和好朋友。

我期待着你达成的每一个成就。你真的很聪明，也那么爱学习。感谢你一直那么懂事，尽管你才刚满六岁。感谢你温暖的拥抱、自制的卡片、无比的耐心和一直的配合。你是上天送给我们一家人的美好礼物。

我计划着参加你的婚礼，计划着帮你照顾孩子。这一周虽然很糟糕，但很快就会过去的。

万一我发生了什么意外，请记得，我会在天堂守护着你。在你生命中的每一天，我都会爱着你。请你帮助你的爸爸找到新的伴侣，让这个家变得完整。请确保她会成为一个好妈妈。你选择的人，我会很放心！但是，这只是"备用计划"。我们会实行"首选计划"，在这个计划中，我会在三周之内见到你。哦，我会一直想你，数着日子过每一天，直到我能再次看到你并且拥你入怀。

在这之后，我就会慢慢康复了。然后把这件事远远地抛在我们身后。

献上我所有的、永恒的爱。

妈妈

另：请继续做埃里克和劳拉的好姐姐。他们很幸运能拥有你。

XXOOOXXO（爱你爱你爱你）

致我亲爱的儿子埃里克（四岁），

如果不是你总让我忙得团团转，我也许就能早点将这封信写在你的日记里啦！！当我写信给你的时候，我正准备去波士顿进行骨髓移植，从而完成我的癌症治疗。

请记得，我是多么多么地爱你美丽的小脸。你对生活的全部热爱，让我的心都要融化了。没有任何一个孩子比你更加热情。在你长大的过程中，也要保持住这份热情。亲爱的，把你的热情发挥到极致，但不要让它妨碍你前进。

要一直爱着瑞秋、劳拉和你的爸爸。长大之后，请保护好你的姐妹。让她们成为你最好的朋友。不要停止拥抱、歌唱、微笑和热爱生活。

要学会有耐心，因为只有这样，才不会给你的生活带来困难。你是一个聪明的男孩，总是那样充满了活力。

我会打电话给你的。请为我唱"Zippity Doo Dah"吧，这能带给我每天所需的力量。

请记得，千言万语也难道尽我对你的爱。我迫不及待地希望这几周能赶紧过去。

献上我所有的爱。

妈妈

我最亲爱的劳拉（六个月大），

　　我觉得，我必须要在去医院前给你写信。当然了，所有人都希望事情能进展顺利。我也计划着战胜这个可怕的疾病，回来好好地当你的妈妈。

　　过去五个月中，我因为病魔而没能给你的拥抱和亲吻，接下来我都会一一补上。毫无疑问，你也给予了我很多东西。你是那么美丽。在心中，我深知上帝赐予我像你这样的珍贵礼物，不会就这样让我撒手人寰，无法养育你并且看着你长大成人。我一直想要三个孩子。你完成了我的夙愿。

　　献上我所有的疼爱与关怀。

妈妈

XXOO

三周后见！

　　我三十一岁时患了乳腺癌。五个月后我才去医院就诊。当时，癌症已经扩散到了我的三根肋骨上。一周后，我做了乳房切除手术。那是四十九年前的事情了。如今，我很快就要满七十九岁了。

　　我常常想知道，医院是否会保存乳腺癌幸存者的记录。但愿如此。

E. A. Z.

宾夕法尼亚州阿伦敦

一年前的这个月，我被诊断为乳腺癌。作为一名手术室护士，我曾经将许多份乳房活检样本交给正在等待的病理医师，而且总是默默地祈祷冷冻切片的检测结果是良性的。现在的我成了一名患者——乳腺癌患者，并且进入了可怕的肿瘤医学新世界。在这个新世界中，雌激素受体、肿瘤标志物、CAT 扫描、血细胞计数和其他各种检查，成为确定我的病情发展和生命长度的"标志"。

从去年 9 月开始，我经历了乳腺癌改良根治术，插入了化疗用的留置导管，出现过肺萎陷的并发症，插入了胸管，还做了四个月的化疗。今年 6 月，我又进行了乳房重建手术。

癌症改变了我的生活。这是我经历过的最坏的事情和最好的事情。我在护士岗位上工作了二十九年，一直都觉得我必须坚强——要掌控大局。现在我意识到，成为一名完美主义者——完美的护士、妻子和母亲，所带来的压力正在扼杀我自己。我做了很多次自我反省，并且努力在生活中做出改变。

在做乳房切除术之前，我去了最近的癌症中心，加入了一个乳腺癌互助小组。在我最初的想法中，我将她们（抑或是我们）视作"女性俱乐部"。我非常热爱和欣赏这些女性。我们是一个不断前进的导师团体，我对走在我前面的女性抱有无尽的钦佩。她们展示出了无比的勇气、幽默感和力量，并且有决心怀抱着尽可能多的优雅和勇气去过好每一天。这是我们所接受的礼物，也会用爱心将这些礼物传递给新的病患。

癌症中心免费提供瑜伽课和冥想课，帮助我拓宽了视野，摆脱了有害的压力，并与我的身体和心灵保持联系。我开始热爱并且享受古典音乐。在过去的五十二年里，我居然从来没有欣赏过肖邦、巴赫、莫扎特，这让我至今都无法理解。古典音乐振奋了我的精神并满足了灵魂的渴求。

我向家人寻求帮助，并且收获了我所需要的各种关爱和支持。我的丈夫和我一起哭泣，一起悲伤，然后我们开始好好生活，并为发生的每件傻事而大笑。虽然我的家人居住在美国各地，但是在我诊断出癌症的前几个月，我们之间的距离越来越近。她们给我寄了几十张卡片，还有护理包、书籍、漫画和诗歌。每天早晨，即使在化疗期间，我也强迫自己化妆，然后写信给家人和朋友。每一天，邮递员都为我带来了我亟须的来自家人的祈祷、关爱和支持。

我们现在每周都会互相打一次电话，而且每次都会在挂断电话前说"我爱你"。过去，我的家人都很含蓄，所以这种表达是之前从未有过的。

我无意识中所压抑的那些愤怒和不满，仿佛背上的超重行李，被我一件件地放下了。我正在学习更多地爱自己，同时也尝试着去爱别人。来自陌生人的那些意想不到的善举，让人感到十分温暖。

我曾因逃避现实而疯狂迷恋言情小说，浪费了很多时间去读那些毫无意义的胡言乱语。现在，我挤不出足够的时间去阅读每一本我打算去读的好书。其中有几本真的很棒：琼·博伊森科的《注意身体，修复心灵》(*Minding the Body, Mending the Mind*)，艾伦·克莱因的《幽默的治愈能力》(*The Healing Power of Humor*)，当然还有诺曼·考辛斯的《疾病剖析》(*Anatomy of an Illness*)。

我每天下午都在公园里与我丈夫遛狗，并不是为了运动（的确应该抽出时间去做），而是为了欣赏大自然的美好，享受在户外的纯粹乐趣。我看着云，看着一排排的树木，看着鸟儿、鸭子和兔子等。我感受着微风轻拂，无比享受这一刻。

当死亡临近时，生命变得无限甜蜜。我感觉精神和身体都比往常强大了。上帝对我很好。

T. J. 英格兰 谨启

加利福尼亚州亨廷顿海滩

这封信也是由 T. J. 英格兰所写，作为上一封信的后续，而且恰好写于整整一年之后。

1994 年 10 月

如今，距离我被诊断出乳腺癌的日子，已经过去了整整两年。在这两年中，我发生了很大变化。在我五十三岁的时候，终于感觉自己是"成年人"了。癌症真的会让一个人成熟起来，不会再像青少年那样应对问题。

去年对我来说是特别快乐的一年。我从 3 月开始上太极课，而且对练习的效果非常满意。太极课让人感觉舒缓又充满活力，所以我强烈推荐这门课。

我仍然会参加我的乳腺癌互助小组，也结交了一些非常亲密的朋友，我这一生都会爱着她们。我们都知道生命是脆弱的。我们小组中有几个病人的癌细胞已经转移了。我们正在学习如何在更深层次上对待彼此的痛苦，我们学会了在痛苦包围下仍能开怀大笑。

上周，我感觉腋窝中出现了一些新的肿块。在听到我的几个朋友正在与癌症做新斗争之后，我担心会发生最糟糕的情况。但是，我的肿瘤科医生和外科医生为我做了检查，我目前一切正常。

现在的我只在极少数的情况下，会想到那些可怕的"如果……该怎么办"的问题。"如果我没机会穿上衣柜里的第二双步行鞋怎么办？""如果一年之后，我的身体状况不允许我参加这场已经付费报名的战友重聚活动，该怎么办？"诸如此类的问题。如今我的生活，能够保持几个月或者几周的乐观情绪，偶尔有零星的几个小时，会陷入"如果……该怎么办"的至暗时刻，届时我会努力从那种状态中挣扎出来。

　　致以爱意。

T. J.

南希·罗尔曼居住在加利福尼亚州的圣路易斯奥比斯波。这封信是在她化疗期间给朋友写的。当时她三十九岁。

很高兴收到你的来信。我的世界简直是天翻地覆了……我想到如果和你见面的话，打招呼应该会很好玩。假如你问我："还好吗？"我会回答说："嗯，我还好，除了与丈夫分开，以及得了乳腺癌之外。"我承认，今年我的确面临一些挑战。

事实上，乳腺癌虽然听起来最为恐怖，但是康复预后相对较好。

去年8月，我去找妇产科医生（OB-GYN）检查自己在右乳房发现的一个肿块。医生基本什么都没看出来，还说这个肿块看起来不像是"恶性"肿瘤。但是，她还是让我去做了一次乳房 X 光检查。X 光照片并没有显示出什么，报告的大意是："等你四十岁的时候再回来检查吧。"所以我松了一口气，又恢复了正常生活。后来，到了今年3月，我注意到肿块变得更大了。所以我回去找我的医生，但她仍然表示这并不是恶性肿瘤,但是,还是有必要把我送到外科医生那里征求第二诊疗意见。外科医生为我做了针吸活检,病理报告显示,这些细胞属于"非典型,高度怀疑是恶性肿瘤"。

这个消息令我大为震惊,以至于我一开始拒绝接受它。接着,我去找一位针灸医生交谈(她说,我必须查明肿块是否为癌变的,因为她并不能治疗癌症);我不断查证外科医生和病理医师的声誉;还查阅了1990年以来出版的有关乳腺癌的所有书籍。

事实证明,我的外科医生非常出色,但她对待病人的态度却像大猩猩一样粗鲁,因此并不是一个很适合交流的医生。在第二次会诊中,她一遍又一遍地使用"乳房切除术"这个术语,仿佛就像是有人在询问三明治要用哪种面包来夹似的。这给我留下的印象是,她似乎很开心终于可以切除我的乳房了!我在与一位著名的整形外科医生会面时,听到他对我的外科医生的工作给予了高度评价,并表示他愿意把自己的家人推荐给她治疗,我才真正开始信任她,并把自己的身体托付给她。

下一步是进行活检,目的是检查这个肿块是否真的是恶性(80%的肿块并不是)。我的情况中,活检实际上是肿块切除术。医生计划切除整个肿块,因为肿块本身很小,而且大小已经发生了改变。因此,在5月20日(周五)我做了一场门诊手术,并且在回家之前得知肿块是恶性的。(那时我母亲还在说:"也许是医生搞错了。"）到了周六，我感觉身体完全正常，感觉不到任何疼痛。只是我的胸上裹着又厚又重的绷带，还不知道胸前的伤疤是什么样子的。周一我就回去上班了，因为这个结果而感觉很麻木，但我很高兴可以通过上班来保持理智。又过了几天，我拆掉了绷带，对身上的疤痕感到非常满意。

由于肿块是恶性的（我有一段时间就是这样描述它的，因为我还不能说"由于我患有乳腺癌……"），下一步就是做更多手术来切除淋巴结，检查癌细胞是否已经转移，以及是否可能游走于我的身体各处。乳腺癌细胞只会流向身体的特定部位，而不会流向所有的地方。它们会转移到肺部、肝脏和骨骼。这个程序将会确定我是否把化疗作为治疗的一部分（相对于放射疗法而言）。好吧，答对了！在切除的十个淋巴结中，有两个也是恶性的。这是一个术后恢复很艰难的手术。切口是在腋窝底部，因此要使手臂完全恢复运动范围，确实需要进行大量的拉伸运动，并且手臂会一直僵硬好几周。而且在手术中，必须要切断一条特定的神经，所以腋下的感觉会完全消失——永远消失——再也无法挠胳肢窝的痒痒了！整整十天你的身体侧面都会插上引流瓶——这很有趣。

在医生做出所有诊断并且给出治疗方案之后，我们去了加州大学洛杉矶分校医学中心，以寻求第二诊疗意见。这样做是非常值得的；那里的医生证实了先前的医生所告知的一切，只是在一些细节之处意见不同（后者会相对比较保守），并且他们基本上都认为，我的病情比较常规，而且很早就诊断出来了，所以我只要接受标准的治疗，就有很大概率被治愈，并且很可能不再复发。

因此，我从 7 月 7 日开始接受化学治疗。每个月有两次会在医生办公室接受静脉注射，每次大约需要三个小时。化疗药物是三种药物加上止吐药物的组合。我读到的各种副作用把我吓坏了，觉得回到家之后我会因为药物过量"爆体而亡"。好吧，什么都没有发生——那天，我甚至用真空吸尘器把整个房间都打扫得干干净净！那是我没有上班的第一天（我休了带薪家庭假[1]，可能会一直休到完成所有治疗），我希望我的房子能适应这种新生活方式。总而言之，治疗的副作用是非常易于控制的。在治疗刚结束时，我可能有一两天精神萎靡，然后几乎可以恢复到正常水平，之后偶尔有些小问题。到目前为止，我已经进行了六轮治疗，还有六轮，总共持续六个月。我接受的并不是真正具有攻击性的药物，因此我可能不会掉头发（对我来说，掉头发是最可怕的副作用）。为了做好准备，我买了顶假发。到目前为止，我的头发变"薄"了一些，但它

---

1 1993 年美国出台了《家庭和医疗休假法》(*The Family and Medical Leave Act, FMLA*)，为符合条件的员工每年提供长达十二周的带薪假期，可用于育儿、严重健康状况的休养或照顾出现严重健康状况的直系亲属等。

们还在！

放射治疗是六周前开始的，意味着我的右乳房需要每天接受放疗，持续六周半的时间。与化疗相比，放疗轻松多了。再过几天就大功告成了。

这两种疗法的另一个副作用，是可能产生累积性的疲惫感，因为它们都会破坏细胞，然后需要额外的能量供身体重建细胞。但是到目前为止，我仍然会去健身房、补充维生素、吃超级健康的食物，因为我认为这对治疗有很大帮助。我认为我不需要工作带来的压力，毕竟还有所有的诊疗预约和后续复查等各种事情。我必须每周去检查血球计数是否过低，有时候还要去复查或者通过打针来增加血细胞数量。上周我做了放疗、化疗和打针，每一天都去了医生那里，包括周六日在内。

在化疗的副作用中，最令人震惊和不安的是可能由于化学物质导致更年期——实话实说，这确实出乎我的意料！我的月经可能会停止，我可能会出现潮热、盗汗、情绪波动等一系列的症状。而且由于我的年龄问题，我完成化疗之后，永远停留在更年期的可能性将会超过 50%。尽管我显然对要孩子并不焦虑，但我希望最终的决定权在自己手上。我当然也不希望过早地经历潮热等问题！因此，在这个阶段，仍需要继续等待和观察。因为化疗的头两个月，我依旧会来月经，而且目前还没有出现其他更年期的迹象。还有一个细节是，给女性乳腺癌患者服用雌激素在医学界极具争议，因为雌激素本身就与乳腺癌密切相关（例如，由于我从未生过孩子，会出现潜在的荷尔蒙失衡，这会带来极大的风险）。所有接受激素疗法（例如雌激素）来帮助治疗停经的患者，我同样祝你们好运。我从没想过自己还需要了解这些东西！

我百分之百喜欢这种不工作的感觉。这是我人生中（从业二十年来）第一次停止工作，同时又很难过，因为休假的原因居然是癌症。格斯、山姆和安布尔（我养的三条狗）喜欢他们的妈妈在家！我的干洗账单金额也降低了！山姆的毛发开始变得稀疏，虽然只是因为它快十岁了——但是我们也问了它，是不是因为太担心我才"脱发"的！我从事过一些小型的住宅工程，例如在各个地方做刷漆工作和其他维护工作，还整修了一些古董缝纫线轴。接下来，准备想个办法来展示我的古董冰激凌勺收藏。一位朋友给了我一本水彩课本和一些颜料，所以我正在尝试着玩玩水彩，算是放松的方式，也开发一下除了工作和攻读硕士学位以外的其他兴趣。

总体而言，这是一次不可思议的体验，而且已经进展到一半了。我一开始读的书都是非常积极和乐观的，所以我一直以来都抱有这样的态度，认为癌症是一种可以被医治甚至治愈的疾病，我将会花些时间来好好应对它，然后继续我的生活。任何有乳房的人都可能遇上这种情况，并且我希望有人能找到这种疾病的原因和预防措施。等到患癌之后再去治疗，实在是太晚了。我的乳房"幸免于难"（即选择肿瘤切除术而不是乳房切除术）的原因是，我的肿块发现得早而且被发现时还很小。我遇到过好几位女性，都是由于肿块太大而无法保住乳房的。我发现乳房 X 光检查的错误率大约为 5%，而且我们的乳房比六十岁的人要致密得多（如果我知道上述事实中的任何一点，都不会让我上一个医生在诊断之初忽略我的肿块）。讽刺的是，年轻人身上的癌细胞比老年人身上的更具侵略性，因而这个年龄段的人更需要检测的准确性，但是如今的检测技术却无法准确找到恶性肿瘤。事后看来，这就是医生强烈要求我们做自我检查的原因，因为这样我们才可以找到乳房 X 光检查可能无法发现的肿块。

至于我的婚姻。这么说可能有点难以理解，格雷格从 1 月份起就一直住在车库上的公寓里。在我治疗乳腺癌的过程中，他一直在给予我支持和帮助，但是我们似乎并没能解决这段关系中的其他问题。这些问题已经存在很久了，我就不展开描述了。在这段经历之后，我当然会变成一个全新的人，我也意识到需要对生活做一些重大的改变，所以我还不知道我的婚姻将何去何从。

好吧，以上差不多就是我的最新情况了。希望你们一切都好，并且拥有一个美好的夏天。

致以爱意。

南希

　　我收到下面这封信时，正准备将本书的书稿寄给编辑。这封信来自琼·梅纳德，她的第一封信在前文第41页。在我看来，这封信无比适合作为本书的结尾。

亲爱的艾娜，

　　我最近正好在你附近。我到波士顿是商务旅行，因为我接受了一份新工作。我大约是今年年初换的工作，现在做医疗设备的销售。发生了一些有趣的事情。如你所知，我在医院担任医疗技术专家已经有十三年了，而且一直没有主动寻求新的职位。但是，这个职位刚出现不久，我重新评估了做完乳房切除术后的工作重点，决定是时候"挪挪窝"了。事实上，尽管患乳腺癌仍然极大地影响着我的生活，但我不再每天想着它了。

　　现在，我经常有机会看到日出，这是我在医院上班时无法做到的事情。我的精神力也似乎比之前更强大了。这是一种安静的精神力，它似乎大部分时间都充盈在我的整个身体中，而不是偶尔才出现。当我在路上时，比如早上在高速公路上开着车，我会放声歌唱《奇异恩典》（*Amazing Grace*）朝着目的地驶去。路上的"老司机们"也算是听了场演唱会吧。

我的第六感似乎更加发达了，能够凭着直觉去做正确的事。我发现自己能更轻松地直击要点。我的祈祷更多是为其他人，而不是为我自己。我做弥撒时有一段祷词是这样的："愿主在我脑中，在我唇上，在我心中。"我以某种方式对其进行了修改，用来指导我在工作中与人交流。每天迎着朝阳开车出门时，我祈祷："愿主在我脑中，让我可以找到解决客户问题的办法；愿主在我唇上，让我可以说出最真实的话语；愿主在我心中，让我可以真正明白他人的需求。"但千万不要误以为我已经完全"变乖"了，有时候我仍然会纵容自己多喝些啤酒，或者相对频繁地爆点儿粗口，在社交场合会偶尔偷偷抽一根烟。这种小小的"叛逆"能让我继续做自己，也让我的生活还是本来的样子。

杰西今年读高年级，在学校表现很好。这些培训之旅使我能够从波士顿棕熊队、圣何塞鲨鱼队、芝加哥黑鹰队等的大本营购买冰球装备来"贿赂"他，所以目前我们俩的关系正处于良好的发展阶段。迈克仍在值夜班，但目前正在积极寻求其他职位的机会。我认为他也感到了某种改变的气息。在我做出新努力的时候，他一直都非常支持我。我不知道我是怎么跌跌撞撞地走进了他的生活，但是我很感谢上帝的安排。

我很高兴我们所有的来信能让世界看见。显然，书籍和出版物的"孕育"过程会很漫长，希望你能够好好吃饭！非常感谢你一直与我们保持着联系，希望你有时间的话能够回信给我。希望你和你的家人能够幸福快乐。不要过度加班，请花些时间照顾好自己。

致以爱意。

琼

部分术语译文对照

（拼音顺序）

癌；恶性肿瘤 carcinoma

癌症；恶性肿瘤 cancer

疤痕 scar

病理医师 pathologist

病态的 morbid

抽吸 aspirate

（乳房）重建手术；修复手术；乳房再造 reconstructive surgery

雌激素 estrogen

导管内原位癌 intraductal carcinoma in situ

第二诊疗意见 second opinion

恶性的 malignant

放射科医生 radiologist

风险因素 risk factor

蜂窝织炎 cellulitis

敷料 dressing

辐射；放射（治疗）radiation

复发 recurrence

腹直肌 rectus abdominis

钙化 calcification

干细胞；骨髓干细胞 stem cell

根治性乳房切除术（乳腺癌根治术）radical mastectomy

骨髓 bone marrow

骨移植 bone transplant

钴 cobalt

关节炎；风湿性关节炎 arthritis

硅树脂；硅酮 silicone

横行腹直肌肌皮瓣 TRAM flap

互助小组 support group

化学疗法；化学治疗，化疗 chemotherapy（也称 chemo）

怀孕 pregnant

恢复；康复；痊愈 recovery

活组织检查（从身体取下细胞或组织进行检验）；切片检查；活检 biopsy

激进的霍尔斯特德治疗法 radical Halstead method

家庭医生 family doctor

家族史 family history

假体；义肢 prosthesis

假阴性 false negative

检测 detect

健康检查 checkup

浸润性导管癌 infiltrating ductal carcinoma

精神治疗医师；心理治疗师 psychotherapist

肋骨 rib

类固醇 steroid

淋巴管炎 lymphangitis

淋巴结 lymph node

淋巴结阴性 node-negative

淋巴结 lymph gland

麻木的；失去知觉的 numb

麻醉 anesthesia

美容的 cosmetic

免疫系统 immune system

囊肿 cyst

年度检查 annual checkup

切除 amputate

乳房 boob

乳房 X 光照片；乳房 X 光检查 mammogram

乳房手术；乳腺手术 breast surgery

乳房再造；乳房重建（手术）breast reconstruction

乳房肿瘤切除术 lumpectomy

乳头内陷 inverted nipple

乳腺癌 breast cancer; breast carcinoma

乳腺癌改良根治术；改良根治术 modified radical mastectomy

渗透 infiltrate

生癌的；癌性的 cancerous

双侧乳房切除术 double mastectomy

体检 physical exam

外科手术；手术 surgery

无肿瘤；无癌 cancer-free

物理恢复 physical recovery

纤维囊性的 fibrocystic

纤维囊性乳腺疾病 fibrocystic disease

幸存者；生还者 survivor

胸部；乳房 breast

乳腺外科医生 breast surgeon

胸腔 rib cage

血管 blood vessel

药方；处方 prescription

药物；药物治疗 medication

移植 transplant

抑郁 depression

预防 precaution

预防治疗 preventative treatment

预后 prognosis

针灸医生 acupuncturist

针吸检查，针吸活检 needle aspiration

诊断 diagnose

整形外科医生 plastic surgeon

植入（物）；移植 implant

止吐药物 antinausea drug

肿块 mass

肿块；瘤 lump

肿瘤；肿块 tumor

肿瘤学家；肿瘤科医生 oncologist

肿胀 swell

（对身体的）自我检查；自检 self-examination

索　引

STRAIGHT FROM THE HEART
Copyright © 1996 by Ina Yalof
This edition arranged with WITHERSPOON ASSOCIATES, INC.
through Andrew Nurnberg Associates International Limited
Simplified Chinese edition copyrights: 2022 New Star Press Co., Ltd.,Beijing China
著作版权合同登记号：01-2022-2268

图书在版编目（CIP）数据

离心最近的是乳房 /（美）艾娜·雅洛夫编著；吴迪译 . —— 北京：新星
出版社，2022.12
ISBN 978-7-5133-5066-2

Ⅰ.①离… Ⅱ.①艾… ②吴… Ⅲ.①乳腺癌－防治 Ⅳ.① R737.9

中国版本图书馆 CIP 数据核字（2022）第 193029 号

离心最近的是乳房

[美] 艾娜·雅洛夫 编著；吴迪 译

策划编辑：东　洋　　　**责任编辑**：李夷白
责任校对：刘　义　　　**责任印制**：李珊珊
装帧设计：冷暖儿

出版发行：新星出版社
出 版 人：马汝军
社　　址：北京市西城区车公庄大街丙3号楼　　　100044
网　　址：www.newstarpress.com
电　　话：010-88310888
传　　真：010-65270449
法律顾问：北京市岳成律师事务所

读者服务：010-88310811　　service@newstarpress.com
邮购地址：北京市西城区车公庄大街丙3号楼　　　100044

印　　刷：北京美图印务有限公司
开　　本：889mm×1092mm　　1/32
印　　张：8
字　　数：132千字
版　　次：2022年12月第一版　　2022年12月第一次印刷
书　　号：ISBN 978-7-5133-5066-2
定　　价：68.00元